◆ 不思議な「心」のメカニズムが一目でわかる ◆

うつ病の人の気持ちがわかる本

監修
大野 裕 認知行動療法研修開発センター理事長
NPO法人 地域精神保健福祉機構（コンボ）

kokoro library
こころライブラリー イラスト版

講談社

まえがき

本書は、うつ病に苦しんだり過ごし方を工夫したりした人たちの言葉をもとにつくられた本です。それだけに、うつ病の人の気持ちや対処法がよくわかります。

うつ病に苦しむ方から「うつ病のつらさは、誰にもわかってもらえません」という言葉をよく聞きます。うつ病はとてもつらい病気です。うつ病の症状じたいがつらいのはもちろんですが、それがわかってもらえないこともつらいものです。そのために、暗闇のなかにひとり取り残されたような気持ちになります。

だからといって、周りの人たちがうつ病の人の気持ちに目を向けていないわけではありません。苦しそうなようすに心配して、その気持ちを理解したいと考えています。しかし、自分が体験したことがないつらさだけに気持ちがよくわからず、戸惑っていることがよくあります。

それに、親しい人ほど、その苦しみを軽く考えてしまいがちです。自分が親しくしている人が苦しむのをみたくないという気持ちのためか、すぐに回復してほしいという思いのためか、つい目をそらしてしまいたくなるようです。そのためにせっかくの思いが伝わらず、お互いにますますつらい気持ちになります。

こうしたうつ病の人の苦しさをわかってもらうために、本書では、うつ病の人の言葉で語ってもらうことにしました。それを補足するために専門的な解説もつけました。うつ病で苦しんでいる人に、同じ病気を経験した人の体験談や工夫、専門的な知識を知っていただくと、その苦しみがやわらぐと思います。また、この本を周りの方に読んでいただくことで、うつ病のつらさを伝えることもできます。

周りの人も、本書を読むことで、うつ病の理解が深まり、いろいろな手助けを考えることができます。あきらめないで力を合わせて進んでいく、そのためのヒントが本書にはたくさん詰まっています。

認知行動療法研修開発センター理事長
大野　裕

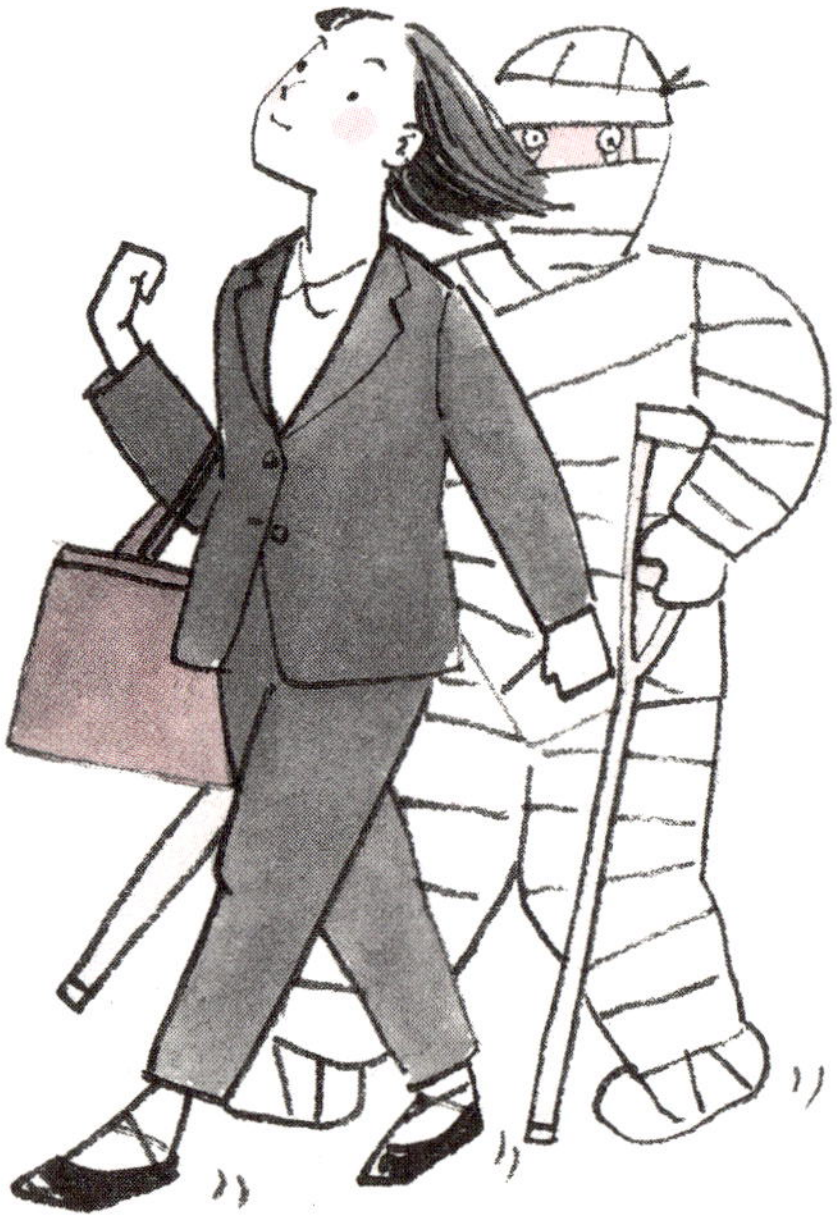

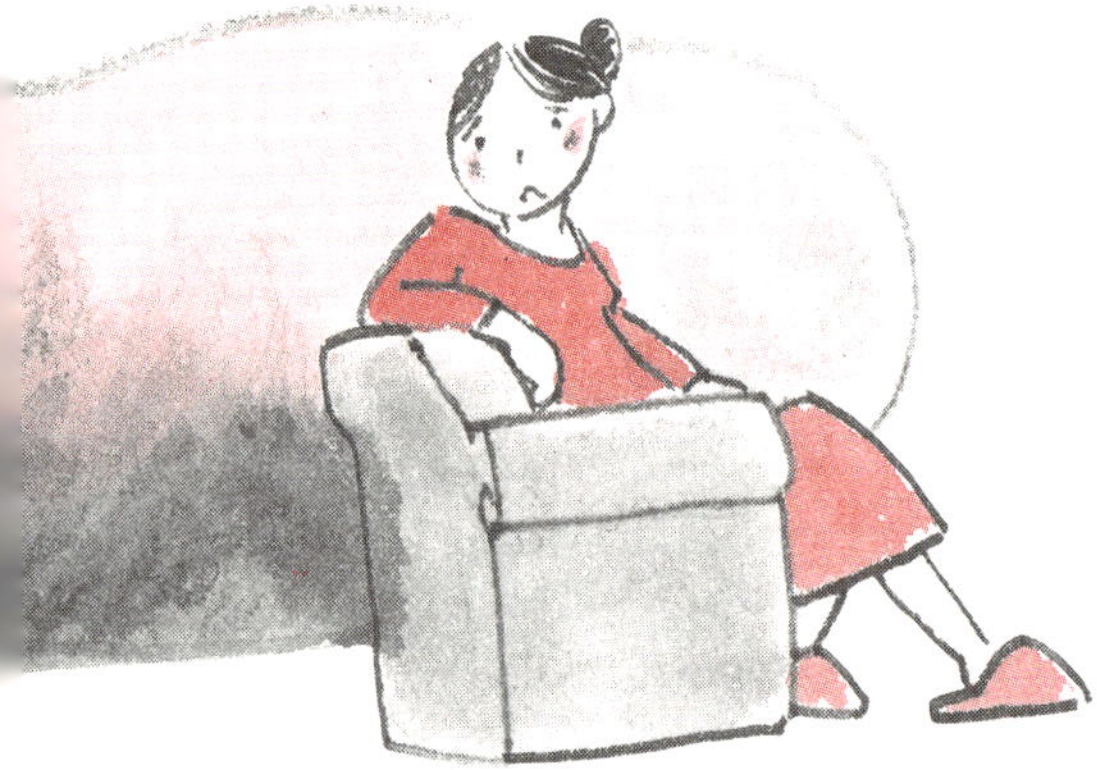

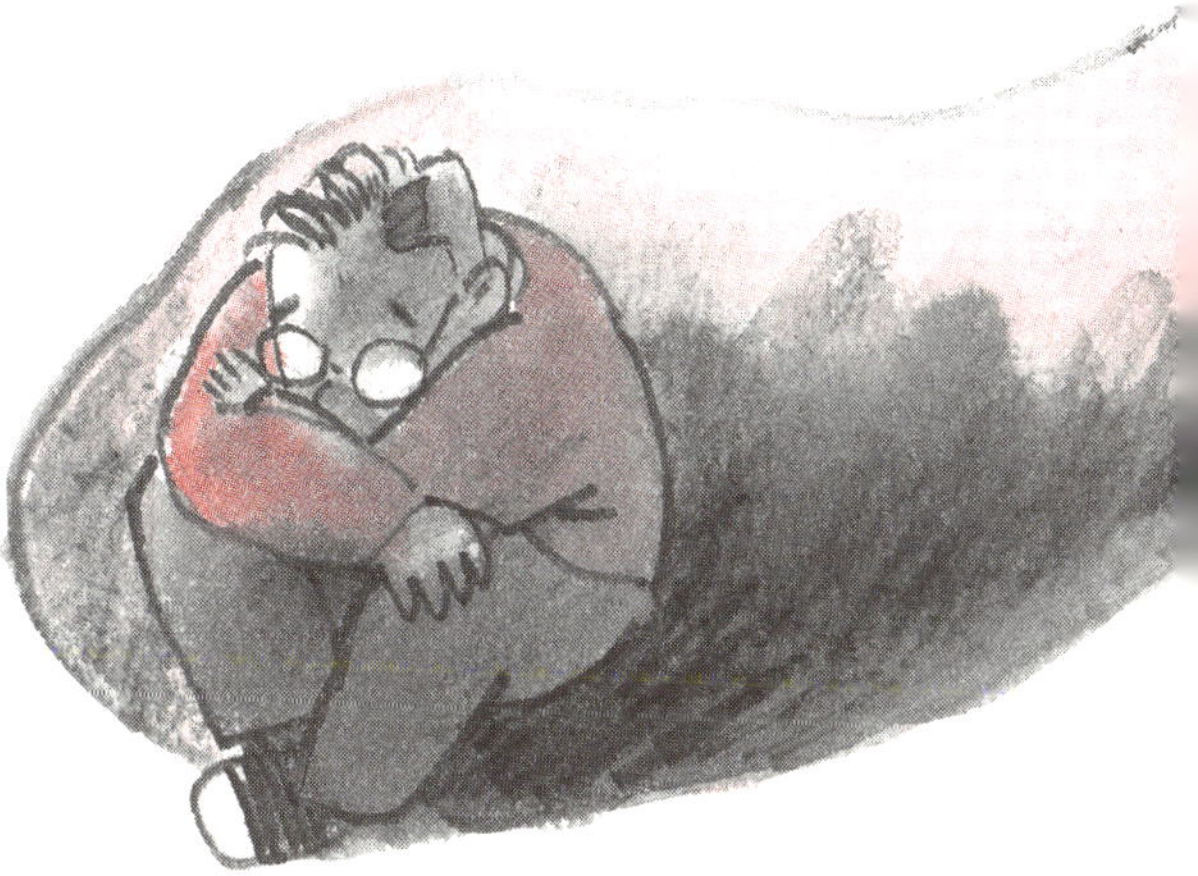

5 本人❹ 歩みを社会復帰につなげる

人生のストーリーを書きかえたAさん

Aさんは36歳。妻と子のため、会社のためと、まじめに働いてきました。
ところが、うつ病になってしまったのです……。

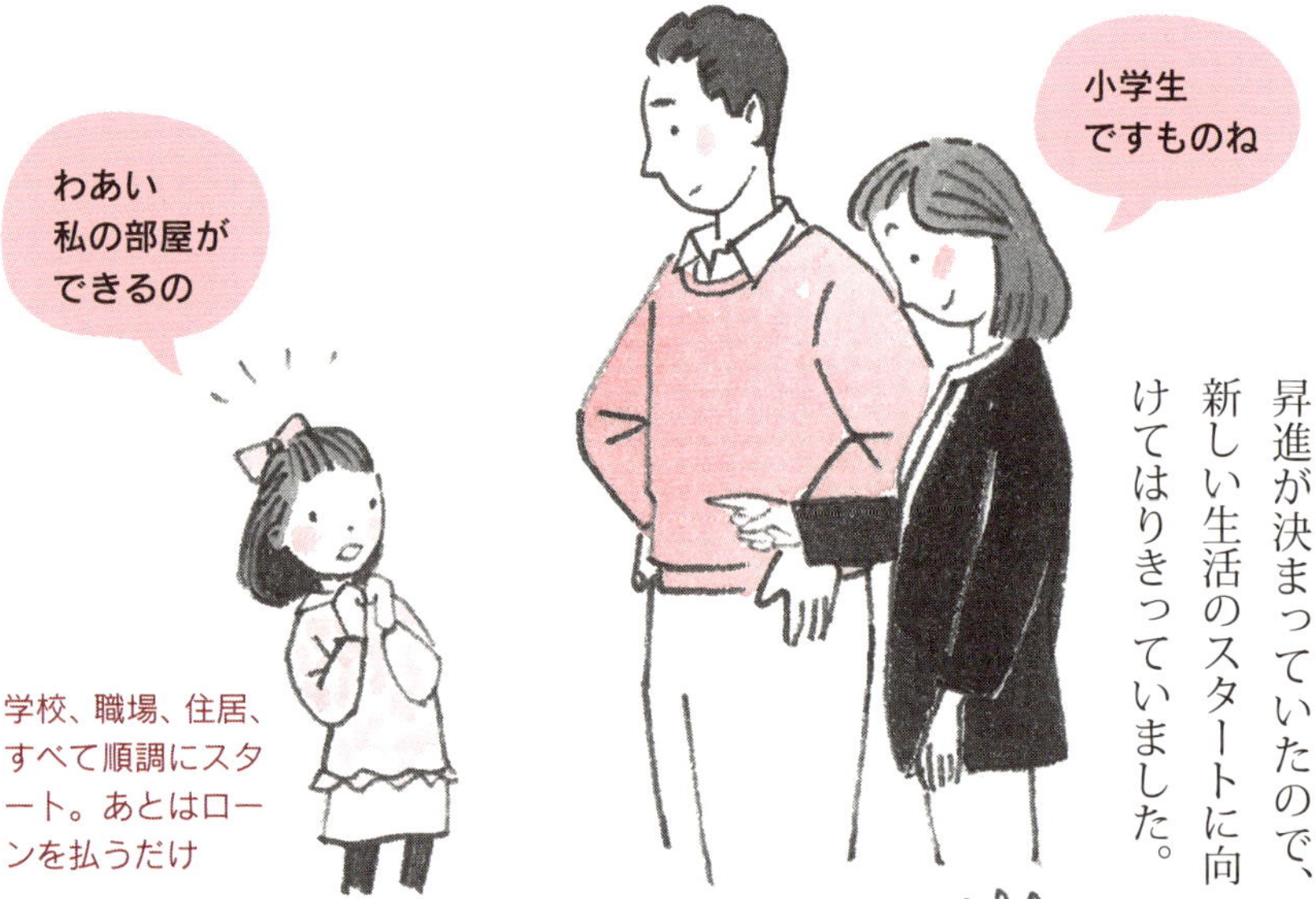
わあい
私の部屋が
できるの
小学生
ですものね

学校、職場、住居、すべて順調にスタート。あとはローンを払うだけ

Aさんの人生設計

サラリーマンのAさんは、妻と子の三人家族です。子どもは四月から小学校。子ども部屋を用意してやりたいと、マンションを購入しました。Aさんも異動・昇進が決まっていたので、新しい生活のスタートに向けてはりきっていました。

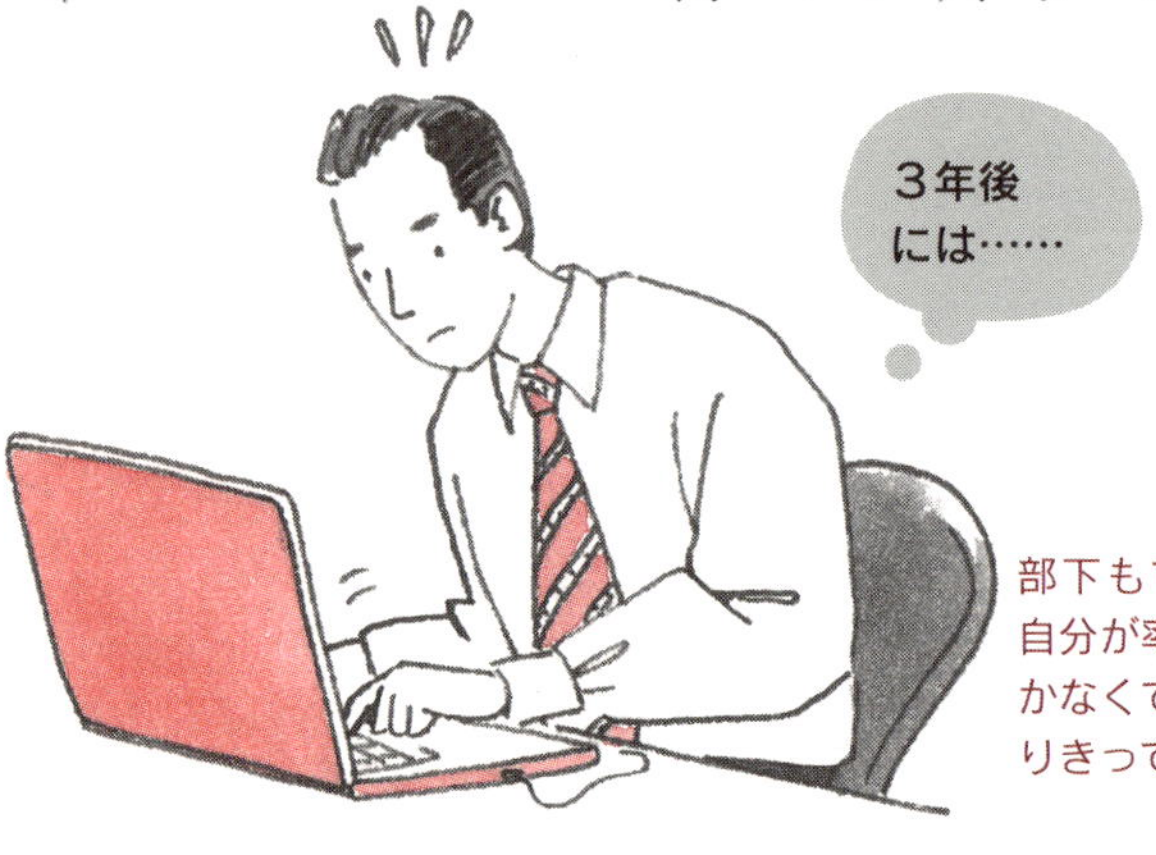
3年後
には……

部下もできたし、自分が率先して働かなくてはと、はりきっていた

課長になったAさん。慣れない仕事で帰宅は深夜になることもあり、ヘトヘト。でも、マンションのローンもあるからと、がんばって働いていました。この調子でいけば、三年後にはさらに昇進して、部長になるのも夢ではありません。

眠れない日々

一度目が覚めるともう眠れず、そのまま出勤することも

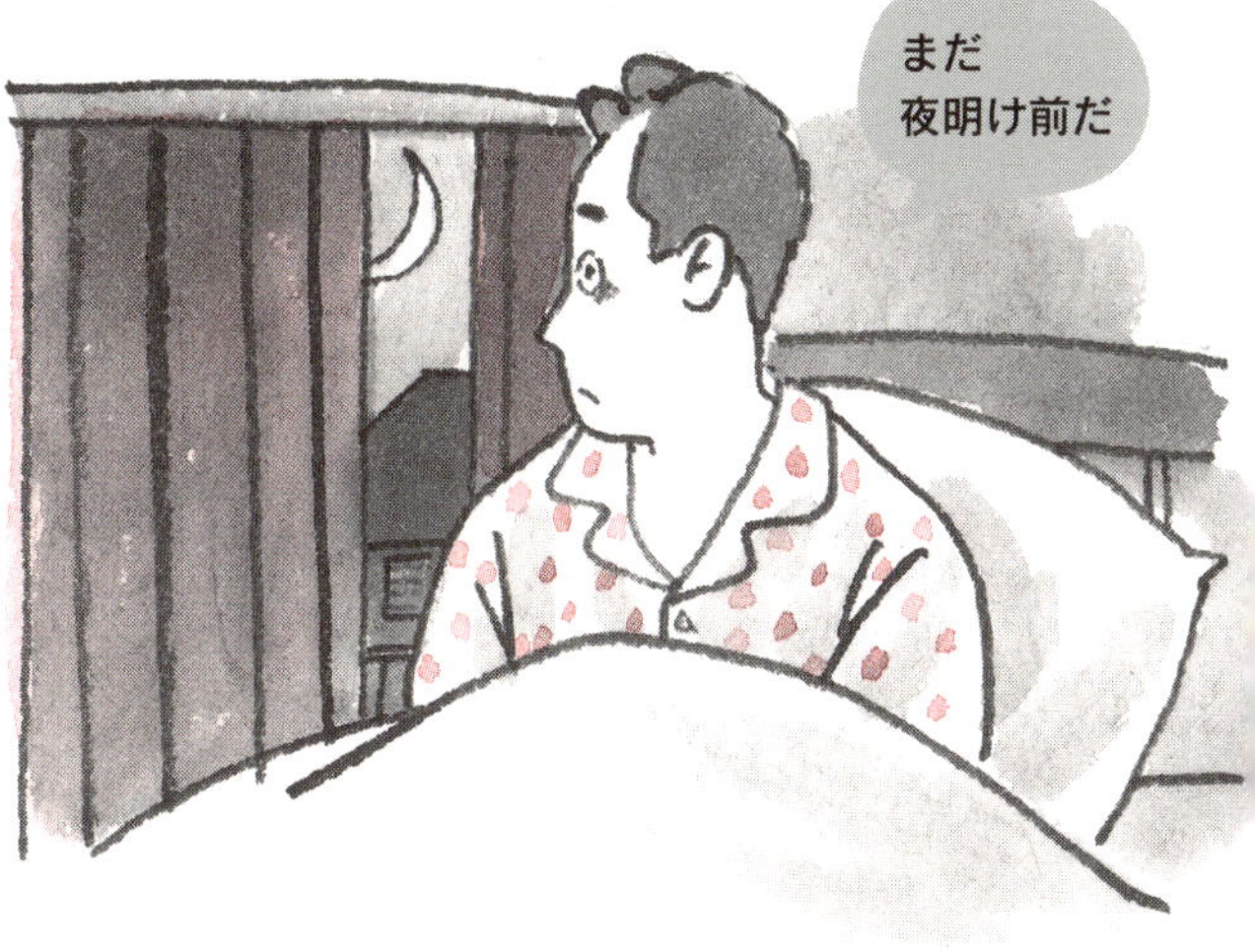

忙しい日が続くうちに、Aさんは、じょじょに口数が減ってきました。Aさん本人も、体調不良を感じていたのですが、会社を休むことができません。

　というのも、先日の会議で、会社の業績が悪化していることを知ったからです。ベッドに入っても仕事のことを考えてしまい、眠れない毎日です。

周囲にもわかる

周囲の人からみても、Aさんはコピー機の前で呆然と立っていたりして、元気がないようすです。

　Aさんは、会社の業績悪化は自分のせいだと落ち込んでいました。「自分みたいな者が課長になどなって、みんなに申し訳ない」という罪悪感と、なぜか以前のようにバリバリ働けず、手も頭も動かない自覚があります。仕事が予定より遅れていることにも責任を感じていました。

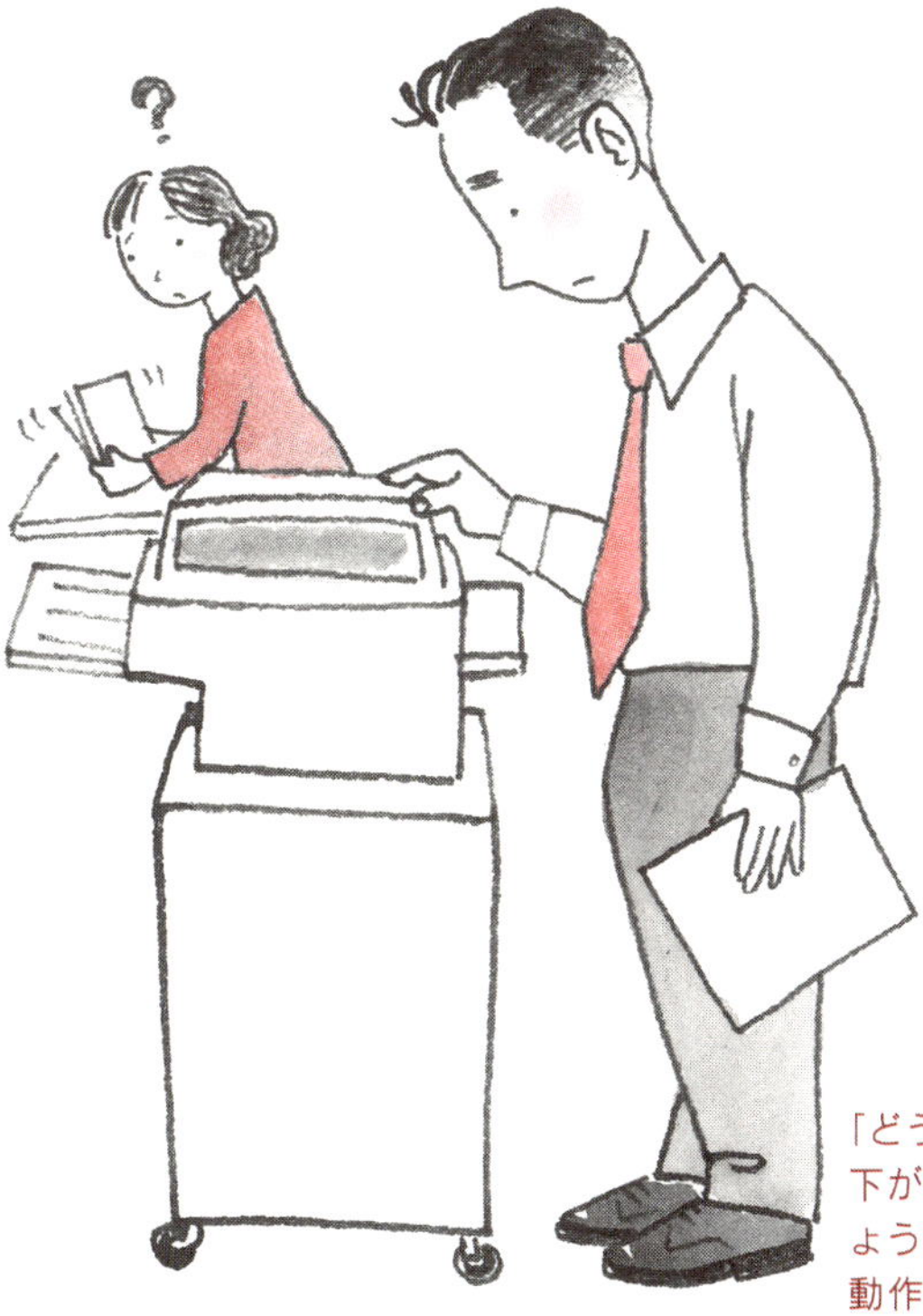

「どうしたのですか」と部下がたずねても、「だいじょうぶ」とは言うのだが、動作も緩慢《かんまん》で表情も暗い

発症

ある日のこと、朝になってもAさんが起きてきません。妻は寝室をのぞいて、どこか具合でも悪いのかと聞いてみました。

　すると、Aさんは部屋から這い出てきて、「もうダメだ、会社をやめるしかない」と言います。突然の言葉に妻は驚きましたが、ふと気づけば、Aさんはふるえ、うなっています。

　なんの病気になったのか想像できず、すぐに近所の内科クリニックに連絡しました。医師にみてもらったら、なんと精神科を受診するように言われたのです。

　紹介された病院に行き、診察の結果、うつ病と診断され、処方箋が出ました。

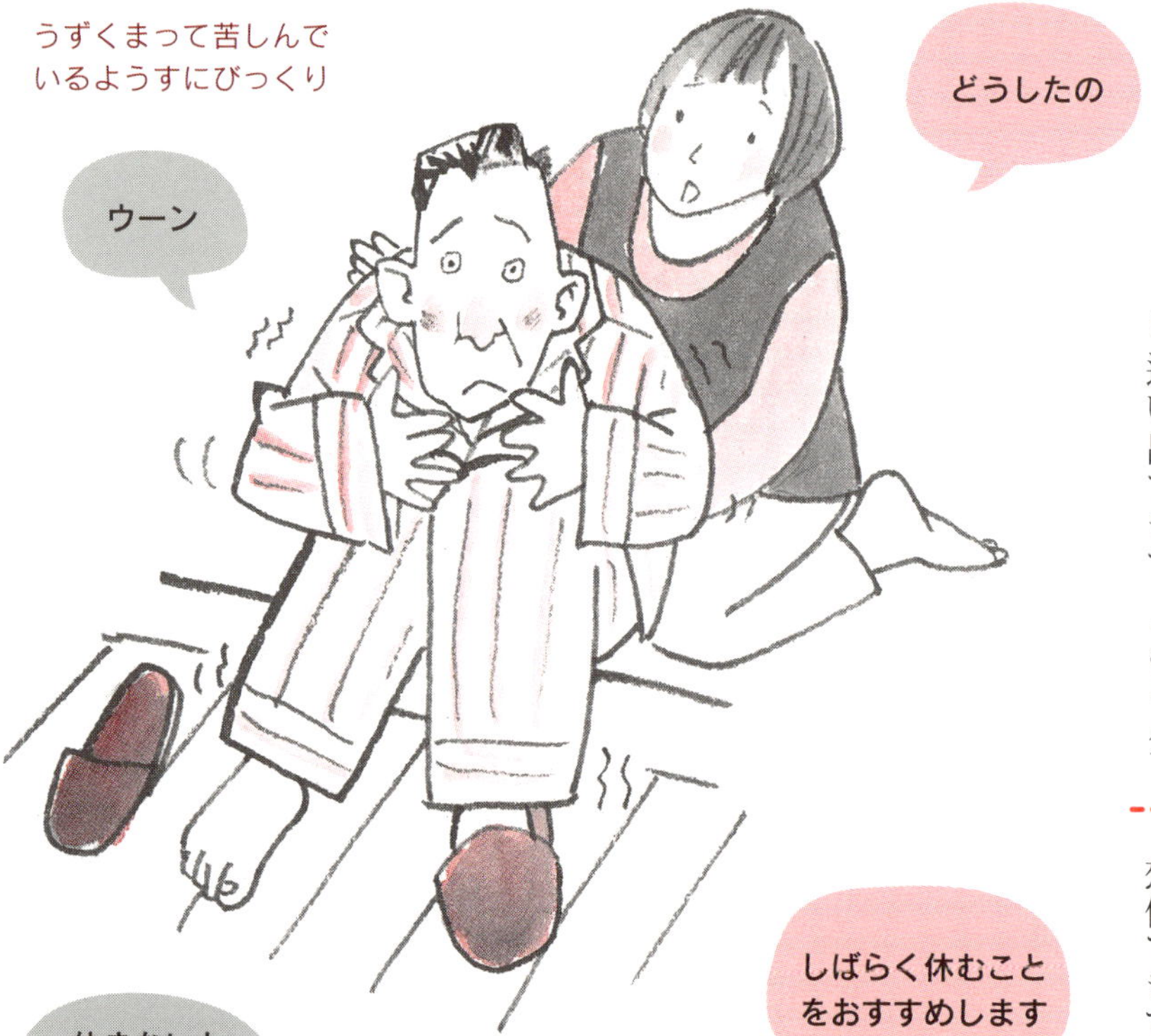
どうしたの
ウーン
うずくまって苦しんでいるようすにびっくり

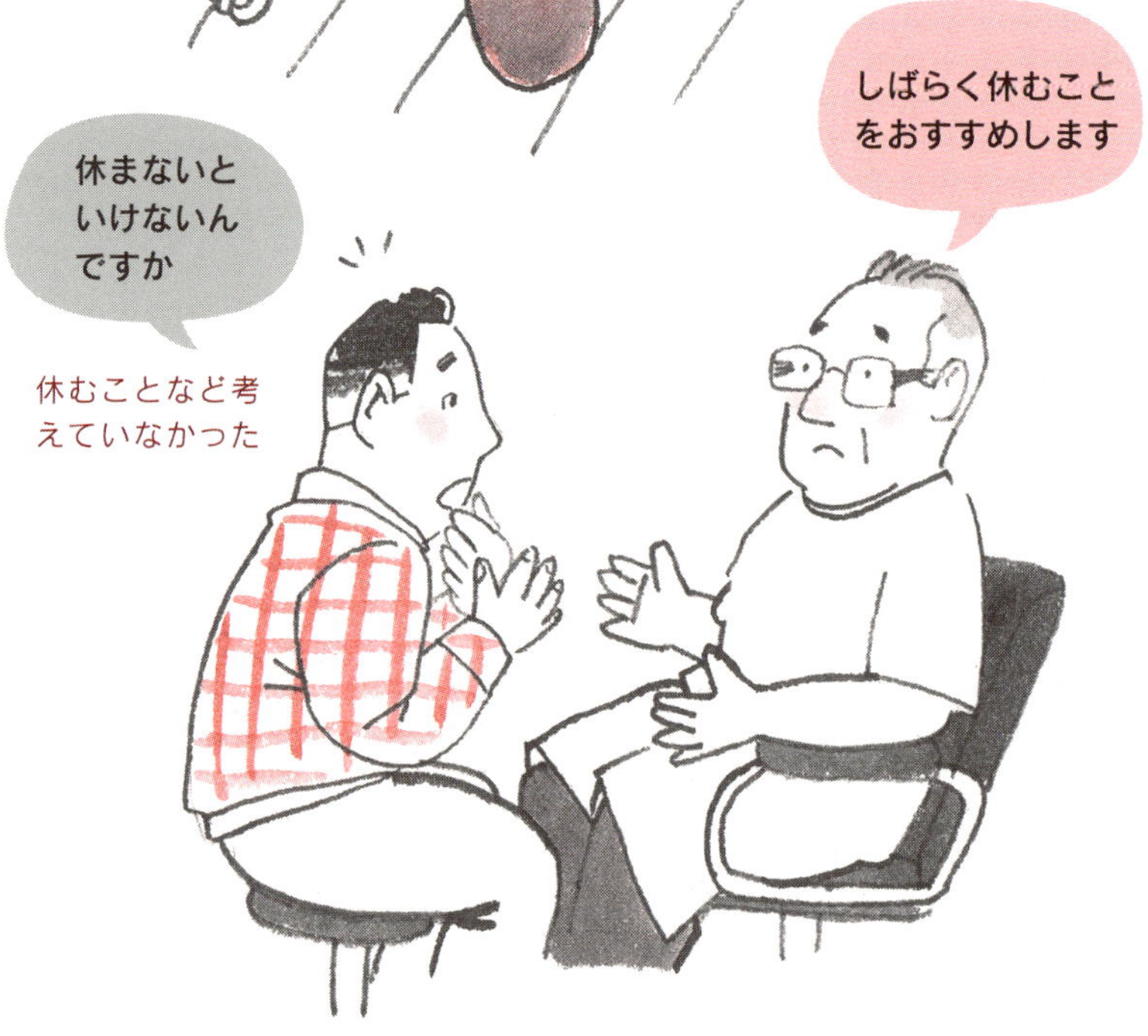
しばらく休むことをおすすめします
休まないといけないんですか
休むことなど考えていなかった

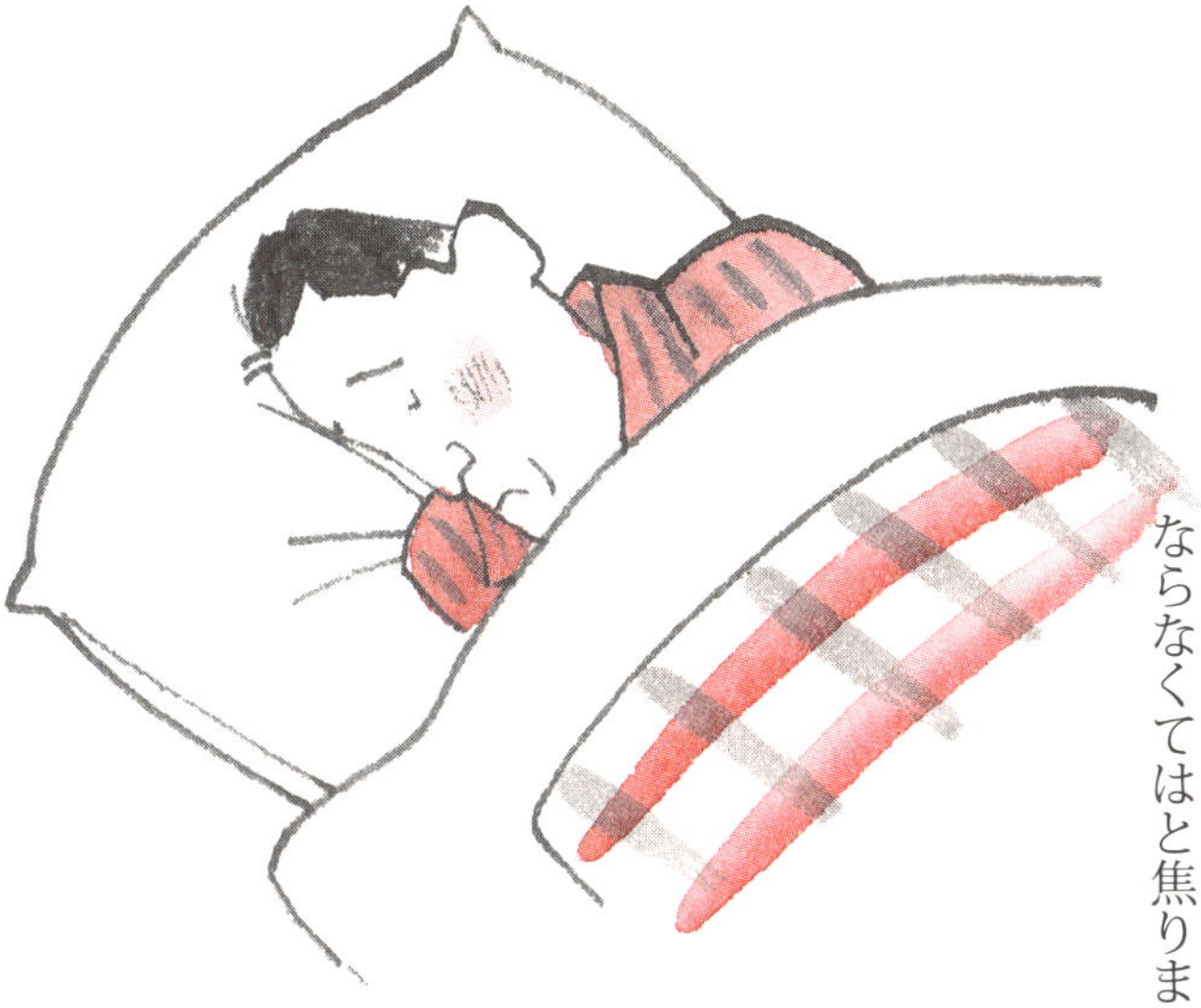

とても行けない

家に戻って薬を飲み、寝込んでしまいました。この状態では仕事などとても無理です。思いきって一〇日間休むことに。ただ、今後に影響すると思い、うつ病とは言えませんでした。

次の日からは、薬を飲み、眠る日々。Aさんは、そんな自分が情けなくて申し訳なくて、不安で、早くよくならなくてはと焦ります。

食事とトイレ以外は、うつらうつらしながらずっと寝ていた

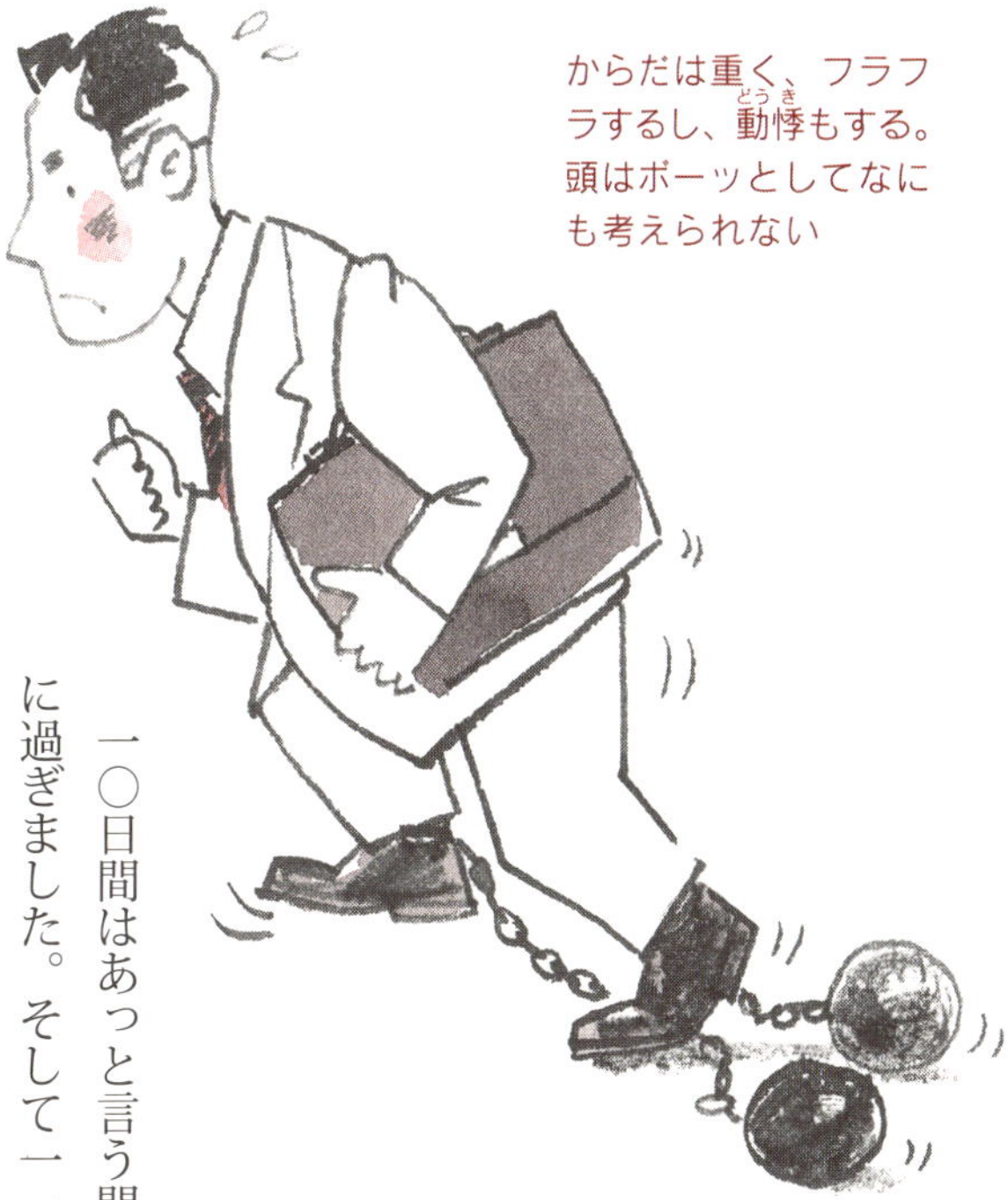

からだは重く、フラフラするし、動悸《どうき》もする。頭はボーッとしてなにも考えられない

通勤を始めたいが

一〇日間はあっと言う間に過ぎました。そして一一日目の朝。会社に行こうとしたのですが、ダメそうです。また休むと電話をするしかありません。Aさんはうつ病だとうちあけ、一ヵ月間休ませてほしいとお願いしました。

ところが、一ヵ月後の朝も、同じ状態が続いています。Aさんは、ついにあきらめて、医師と相談して、三ヵ月間休むことにしました。

再発～休職

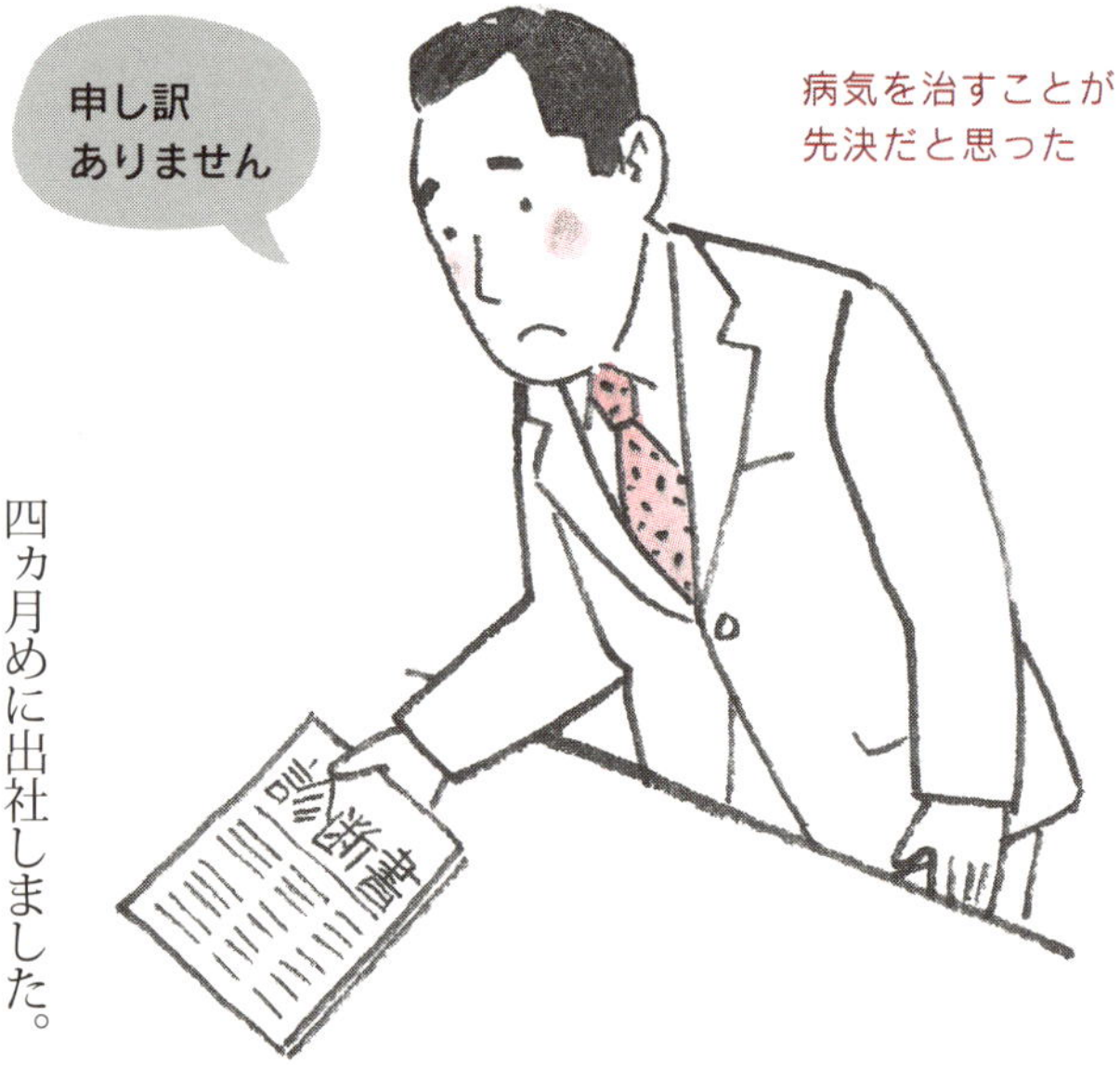
申し訳
ありません
診断書

病気を治すことが
先決だと思った

四カ月めに出社しました。これ以上休めば自分の将来はないと思ったからです。症状は残っていましたが、がんばれば仕事もできそうでした。ところが復帰して一週間もたたないうちにまた眠れなくなってきました。

Aさんは再び会社を休むことにしました。

寝たり起きたりの生活が続きます。苦しさから、ときには妻にあたってしまうこともありました。

妻は息をひそめるように生活していましたが、泣きたくなることもしばしば。小学生になった子どもには、友だちを家によぶことをがまんさせました。

Aさんも、一年後に復帰しても、元の仕事はできないだろうと思います。

今後どうやって生きていけばいいのか、自分は無理をしていたのかなど、自分についていろいろと考える毎日です。

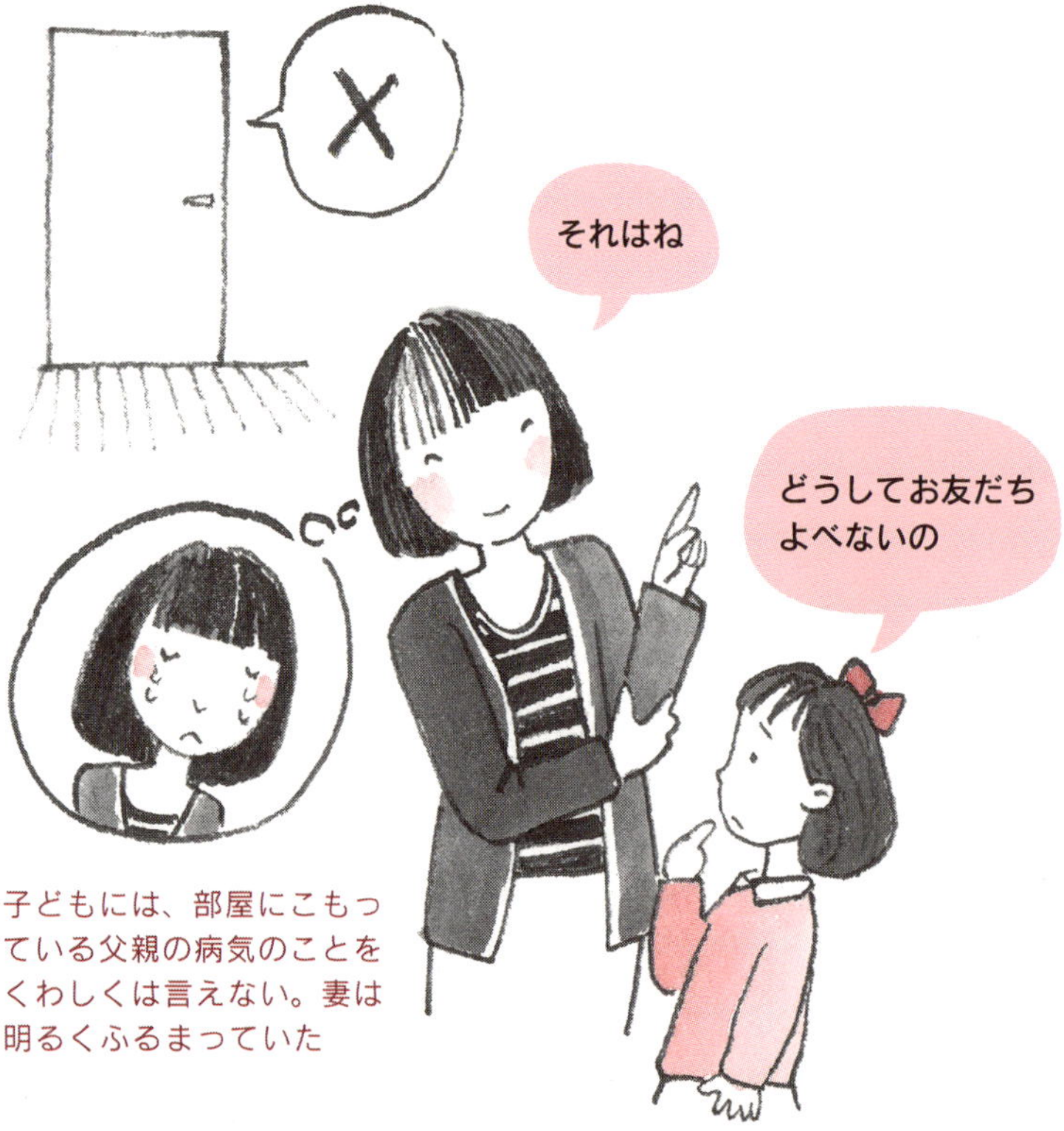
どうしてお友だち
よべないの
それはね

子どもには、部屋にこもっ
ている父親の病気のことを
くわしくは言えない。妻は
明るくふるまっていた

デイケア

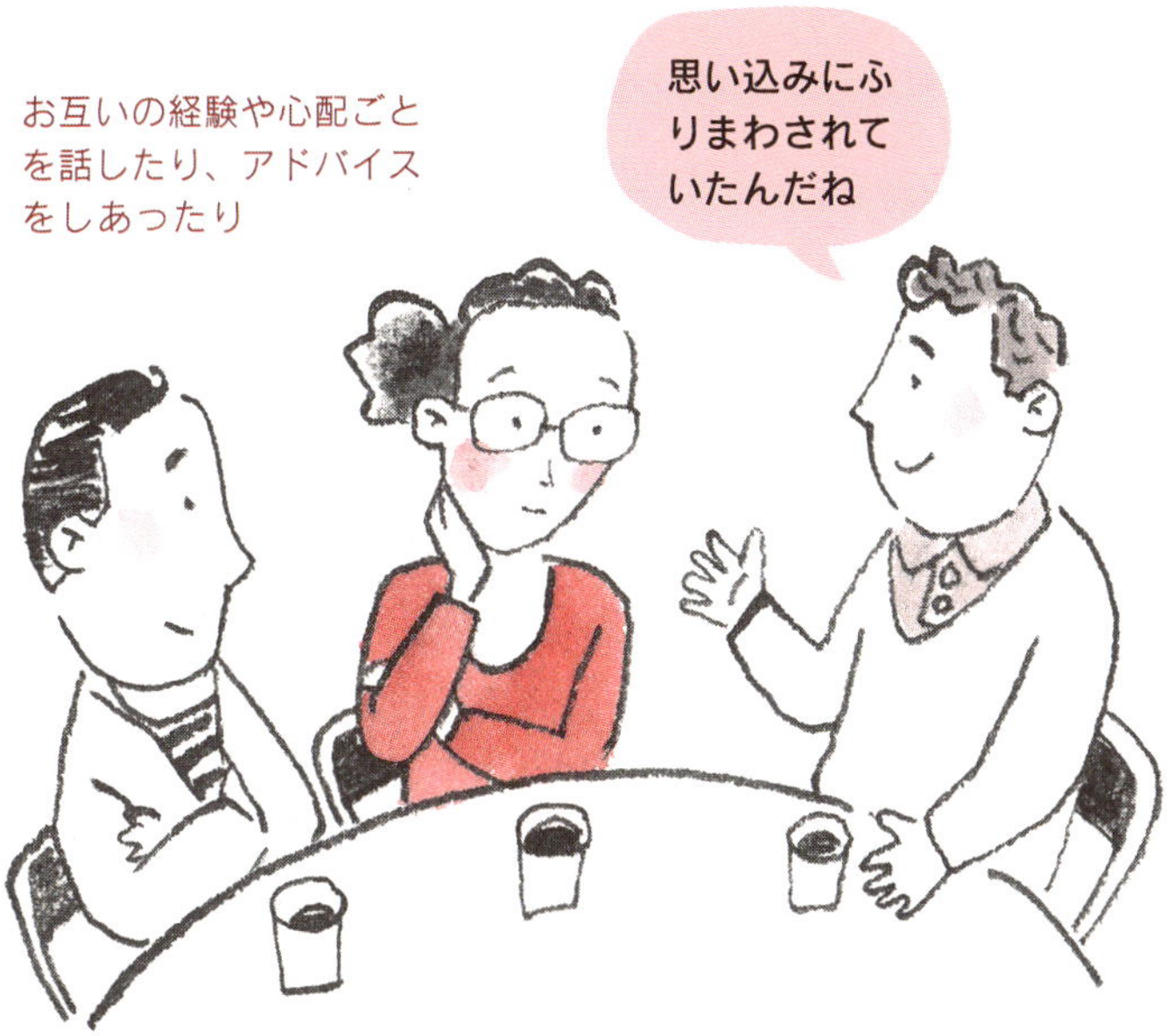
お互いの経験や心配ごと
を話したり、アドバイス
をしあったり
思い込みにふりまわされていたんだね

することといえば、通院と服薬。Aさんは、医師の紹介でデイケアに参加してみました。自分と同じような状況の人もいましたし、経済的な心配は、みなの共通の話題でした。

　妻もデイケアに参加することもあり、うつ病について理解が深まりました。休み始めてからまもなく一年になりますが、まだ会社に行くのは無理のようです。会社はやめなくてはならないでしょう。そうなると苦しいのはマンションのローンです。

　仕事も住居も、これまで組み立てていた人生設計は、どうやら変更を余儀なくされそうです。

ストーリーの書きかえ

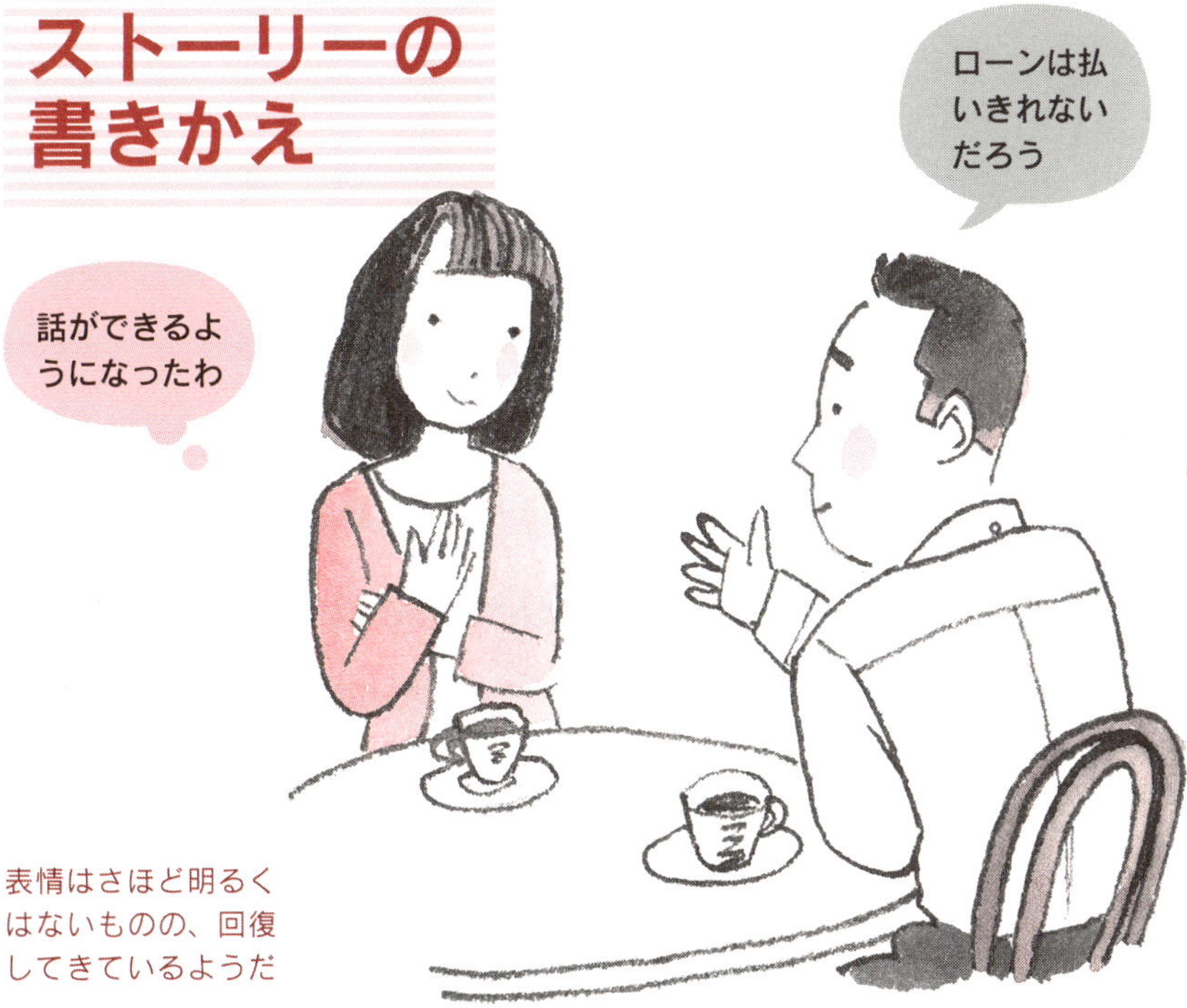
ローンは払いきれないだろう
話ができるようになったわ
表情はさほど明るく
はないものの、回復
してきているようだ

新しい生活

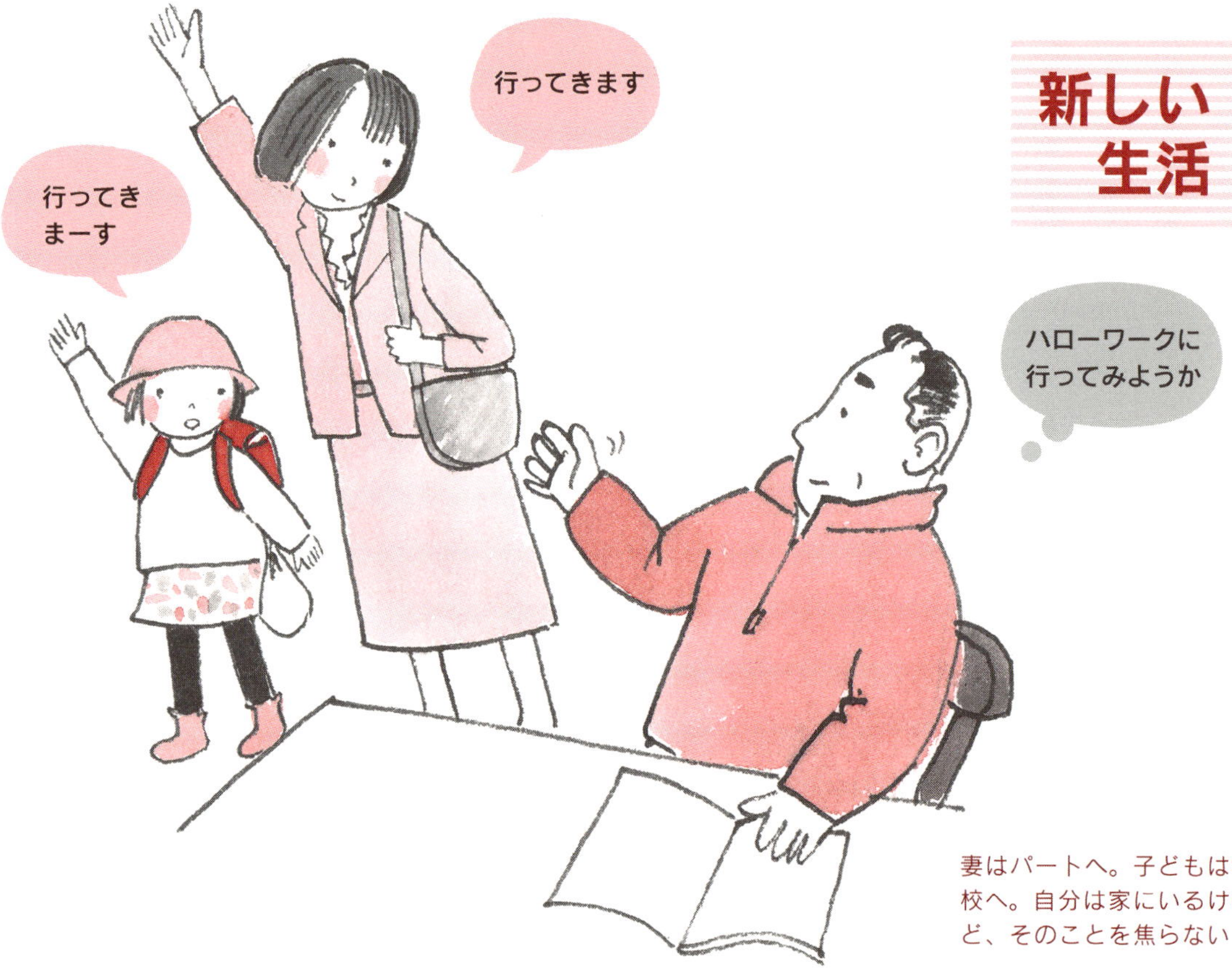
行ってきまーす
行ってきます
ハローワークに行ってみようか

妻はパートへ。子どもは学校へ。自分は家にいるけれど、そのことを焦らない

妻と相談のうえ、Ａさんは会社をやめることに。調べてみたら、しばらくは失業保険が出るのです。しかし生活は厳しいので、マンションを売り、アパートに移ることにしました。妻はパートを決めてきました。働くことはいやではないそうです。

アパートに移り、Ａさんは自分の人生のストーリーを書きかえたことを実感しました。むしろ生まれかわったような印象です。

しばらくすると、ハローワークに行ってみようかという気になってきました。Ａさんは、最初は障害者といわれることに抵抗があったのですが、障害者枠というものについて聞いてみようと思います。場合によっては、障害者年金の申請をするかもしれません。

今までの自分は一五〇パーセントのがんばりで生きてきましたが、八〇パーセントでもいいんじゃないか、という考え方に変わってきました。まだ気分爽快《そうかい》とはいきませんが、ゆっくり行こうと思います。

1

本人①

自分がダメに思えるとき

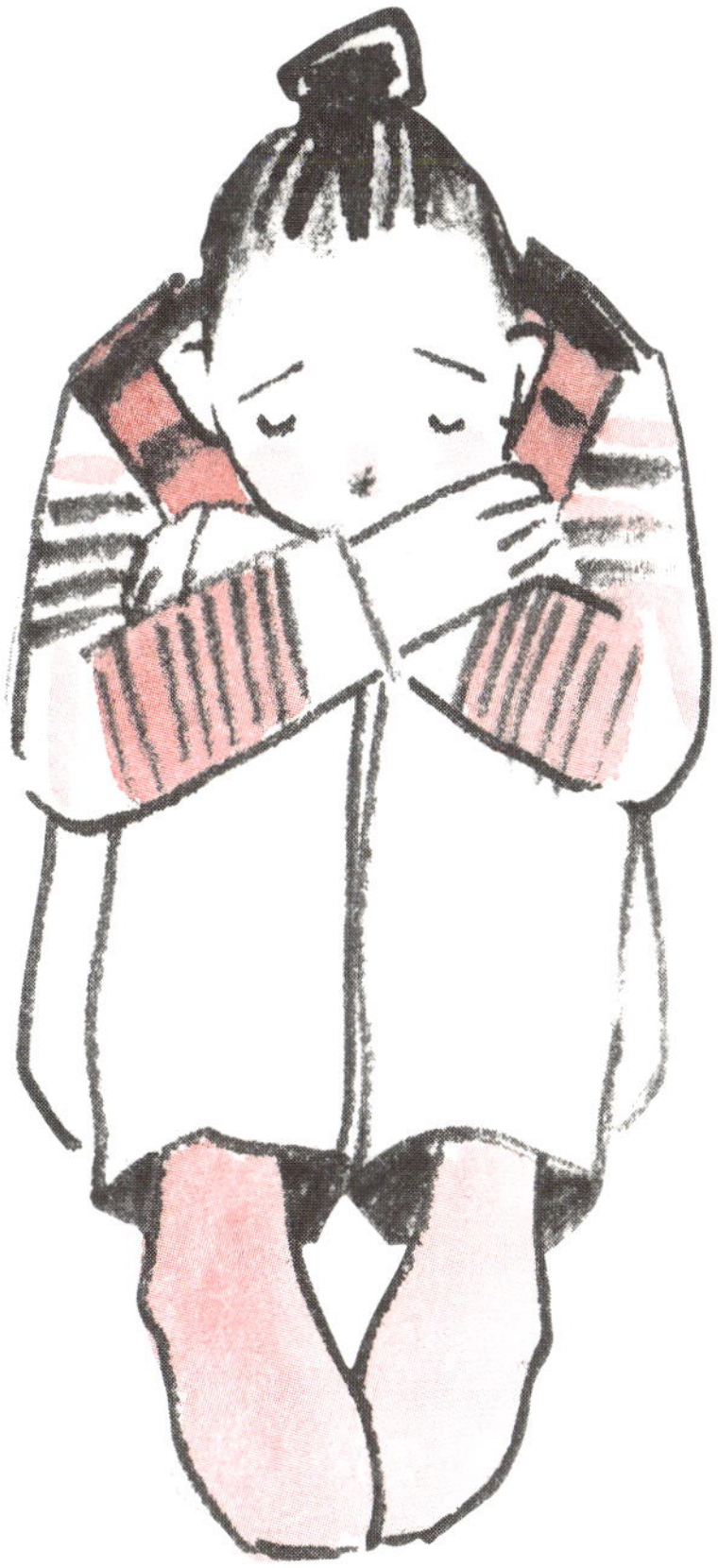

暗く沈み込んでいて
本人は多くを語りません。
うつ病になったとき
いったいどういう気持ちが
こころのなかに
うずまいているのでしょうか。

役に立たない自分が情けない

うつ病の人は、気分が落ち込むだけでなく、さまざまな思いでこころがいっぱいになっています。とくに自分を責める傾向が多くの人にみられます。

発病のきっかけ

うつ病の原因は単純なものではありませんが、本人なりに、発病の原因やきっかけを分析しています。

- 単身赴任《ふにん》。環境が変わり、仕事と生活の両立ができなかった
- ＰＴＡの役員になった。人間関係がうまくいかなかった
- 異動。上司が厳しい人で、実現不可能なノルマを課せられた
- 出産と育児。ホルモンバランスの乱れと、寝不足が重なった
- 子どもが受験に失敗。その責任が自分にあると思った
- 定年退職。自宅にいて、なにもすることがない。じゃま者

まったく役に立たないダメ人間だ

自分を責める

過剰に

思い込みで

周囲の人は、なぜそれほどまでに自分を責めるのか、理解できません。

自己評価が下がりマイナスに

うつ病では、客観的にみれば、まったく本人のせいではないことを、自分のせいだと思い込み、自分の力が足りなかった、情けない、申し訳ないと、自分を責め苛《さいな》みます。こうした「自責《じせき》」がうつ病の特徴のひとつといえるでしょう。

ささいなミスもとりかえしのつかないミスに感じ、自分は役に立たない人間だと思い、そう思う自分がまたいやになります。

自己評価が下がり、なぐさめや励ましでは回復しないほど。このときの自己評価はゼロではありません。大きくマイナスになっているのです。自分に絶望し、自分の行為、思考を否定し、自分の存在そのものも否定します。

ささいなミスに激しく落ち込む

それほど大きな問題にならないようなミスでも、とりかえしがつかないと思い、自分の無能さに落ち込みます。

本人の体験談 なぐさめや励ましを受け入れられない

仕事上のミスが続き、自分に絶望し、もう会社をやめるしかないと思っていました。

同僚は「そんなことない」「いつもがんばっているじゃない」と言ってくれるのですが、素直に受け取れませんでした。社交辞令でそう言っているだけで、本心は違うと思い込んでいたのです。ほめてもらうことを、うっとうしくさえ感じていました。

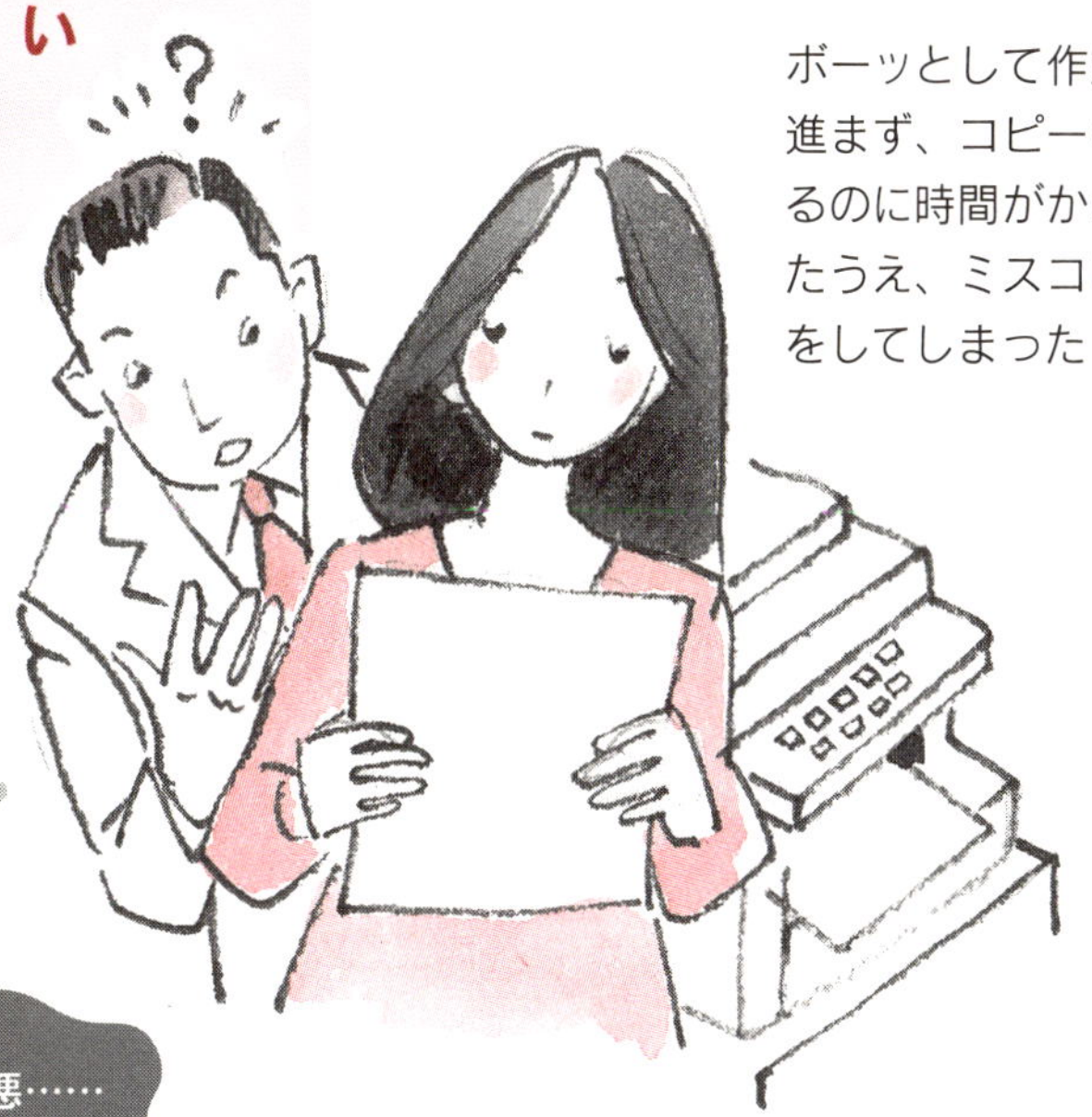

ボーッとして作業が進まず、コピーをとるのに時間がかかったうえ、ミスコピーをしてしまった

コピーひとつ満足にとれないのかと自分がいやになり、寝込んでしまう

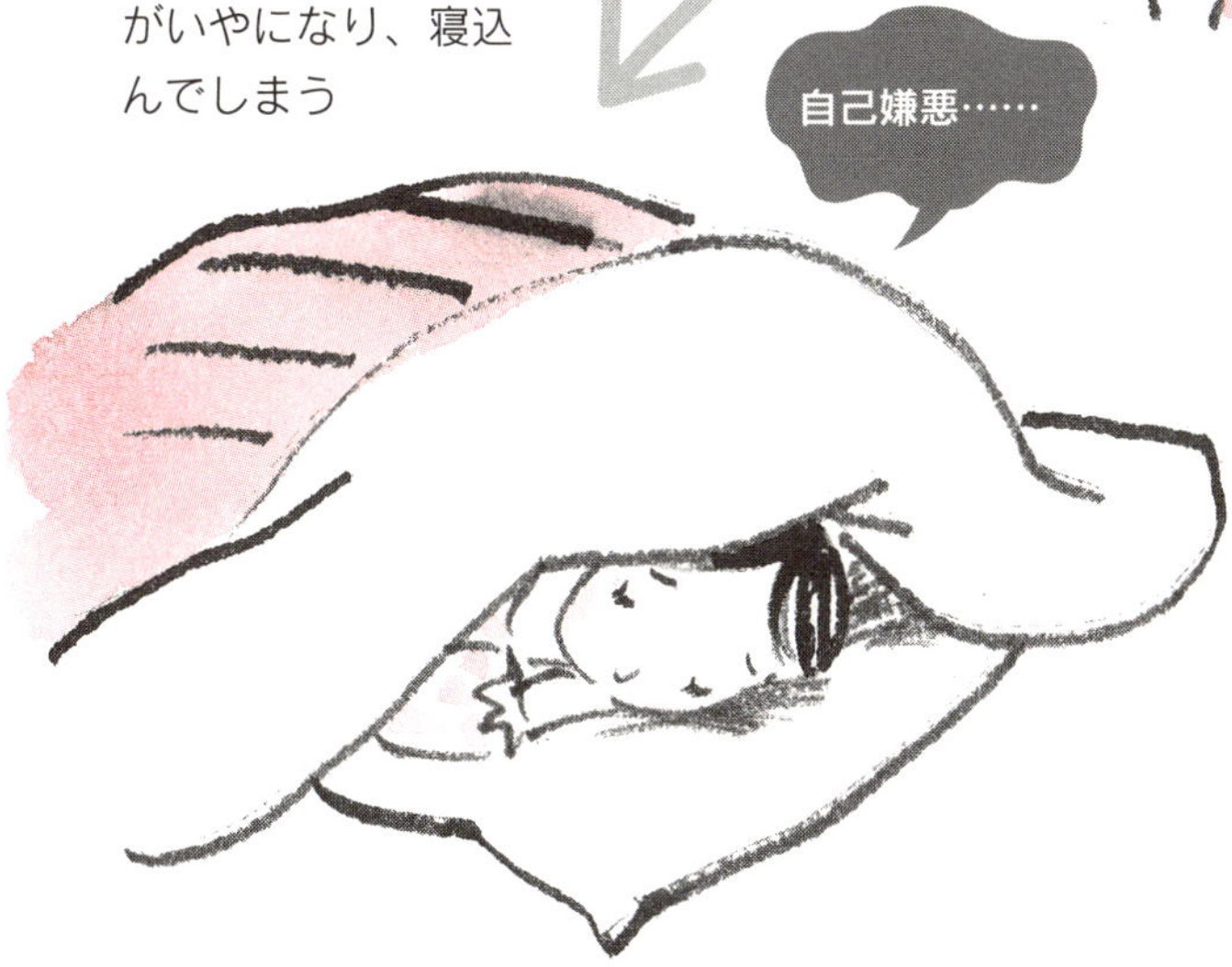

本人が感じていることは

- 自分はダメだ
- なにひとつ満足にできない
- すべて私のせいだ
- まったく役に立たない人間だ
- 存在意義がない
- とりかえしがつかない
- 私がもっと〇〇していれば
- 自分が許せない

動けない理由がわからない

気分の落ち込みが激しい人は、その中心に過度な自責感があります。その一方で、うつ状態が気分に表れる前に、体調不良として自覚される人も多くいます。

体調不良から始まる人は多い

うつ病では、気分の落ち込みとともに不眠を訴える人は少なくありません。また、気分よりもからだの不調からうつ病を発症する人も、意外に多くいます。

なにをするのもおっくうで、からだが動かせないと訴えます。頭痛や肩こり、腰痛など、痛みとして自覚されることもあります。

仕事に行けない、家事もできないと、内科を受診したりします。検査をしても数値的な異常はみつかりません。かかりつけ医がうつ病だと気づき、精神科の受診をすすめることもあります。

よくみられる身体症状

気分の症状より、からだの症状のほうを先に感じて、医師に訴える人は多くいます。

症状	出現率(%)	症状	出現率(%)
睡眠障害	82 ~ 100	かすみ目	23 ~ 51
疲労・倦怠感	54 ~ 92	めまい	27 ~ 70
食欲不振	53 ~ 94	耳なり	4 ~ 49
口渇	36 ~ 75	異常感覚	53 ~ 68
便秘・下痢	42 ~ 76	頭重・頭痛	48 ~ 89
悪心・嘔吐	9 ~ 48	背痛	20 ~ 39
体重減少	58 ~ 74	胸痛	36
呼吸困難感	9 ~ 77	腹痛	38
心悸亢進《しんきこうしん》*1	37 ~ 60	関節痛	30
性欲減退	60 ~ 78	四肢(手足)痛	25
月経異常	41 ~ 60	発汗	20 ~ 71
頻尿	60 ~ 70	振戦*2	10 ~ 30

更井啓介「躁うつ病の身体症状」:大熊輝雄(編)『躁うつ病の臨床と理論』医学書院より

＊1　心拍数が増えること。動悸
＊2　からだの一部または全身のふるえ

本人の体験談

あるとき急にふるえがとまらない

眠れない日が続いたある日、夜明け前にふと目が覚めたとき、すごく寒くてふるえがとまりません。動悸も激しく、胸が苦しくなってうずくまっていたら、妻が気づいてくれました。「寒くて」としか言えません。熱をはかったのですが、熱はありません。理由がわからず内科を受診したら、精神科に行くようアドバイスされました。

本人が感じていることは

睡眠に関する訴え

寝つきが悪くなったり、夜中に目が覚めたり、早朝覚醒《かくせい》といって、早朝に目が覚めてそのまま眠れなくなったりします。寝足りないような感じがして、逆に寝すぎることもあります。

食欲に関する訴え

食べられない、食べる気にならないなど食欲が減退したり、食べるのがとまらないなど、食欲に変化が現れることが多くあります。胃もたれなど胃腸が働いていない感じがする人も。

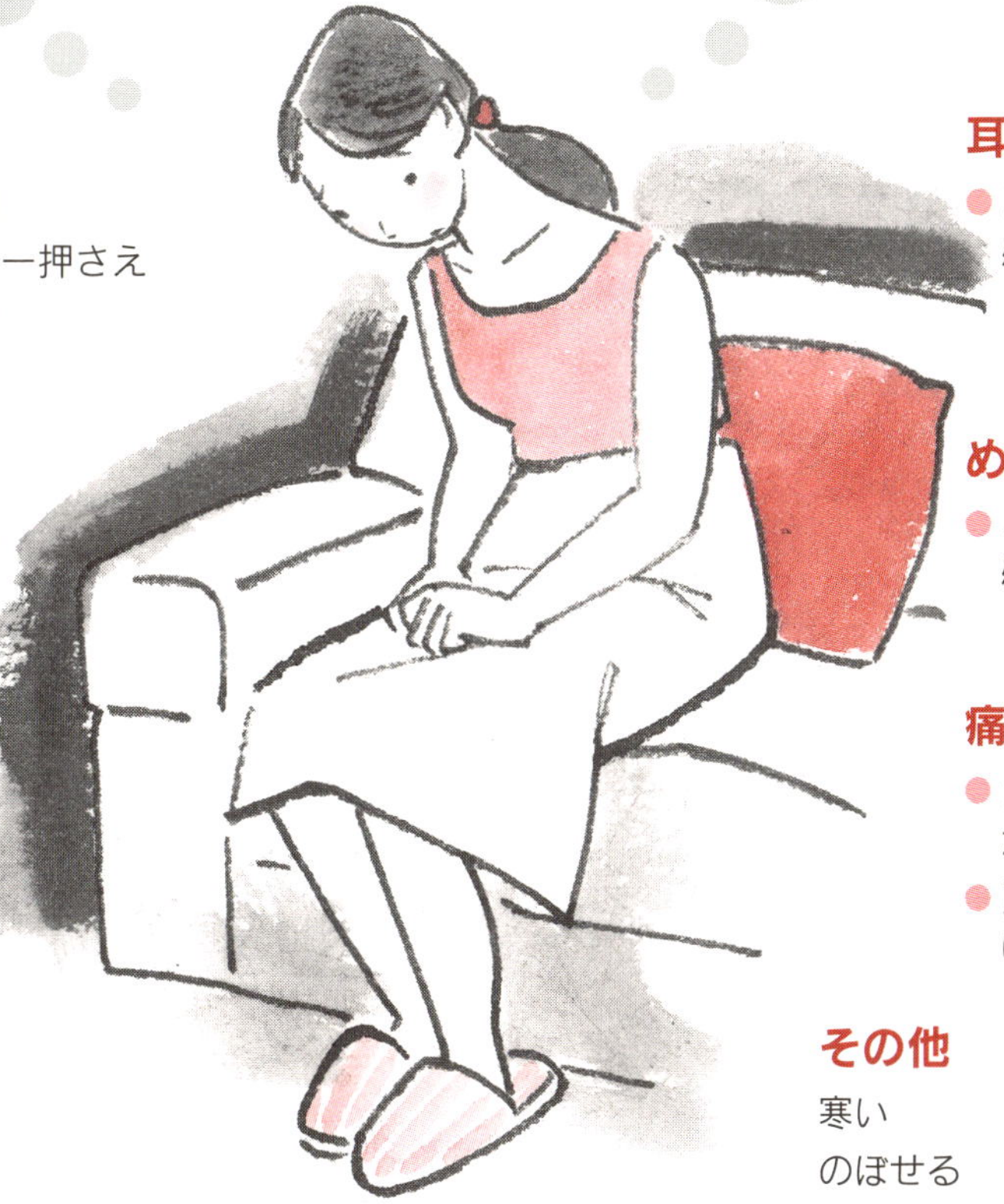

うつ病とは思わず、更年期障害だろうと判断して、婦人科を受診したりする。しかし、症状は重くなるばかり

頭痛

- キーンとした鋭い頭痛
- こめかみをギューギュー押さえつけられるように痛い

頭《ず》重感《じゅうかん》

- 頭におわんをかぶったような感じ
- ボーッとしている

倦怠感《けんたいかん》

- 異常にだるくて、手や足も動かせない
- いすに座ったら座ったまま。からだが動かせない

消化器症状

- 胃が痛くて、なにも食べられない
- 胃が痛くて、軽い嘔《おう》吐《と》感《かん》がある

耳なり

- 耳がふさがった感じがする

めまい

- ふらふらする感じ

痛み

- からだのどこかがいつも痛い
- 肩から背中にかけて痛い

その他

寒い
のぼせる
性欲がない
生理がこない
手足がしびれている

ふだんできていたことができない

仕事上でささいなミスが続いたり、効率が落ちたりするのは、集中力がなくなっているためです。しかし本人は「自分のせいだ」と考えて、落ち込んでしまっています。

作業効率が落ちる

一所懸命仕事をしているつもりでも、進みません。集中力や判断力が落ちているのも、うつ病の症状のひとつです。

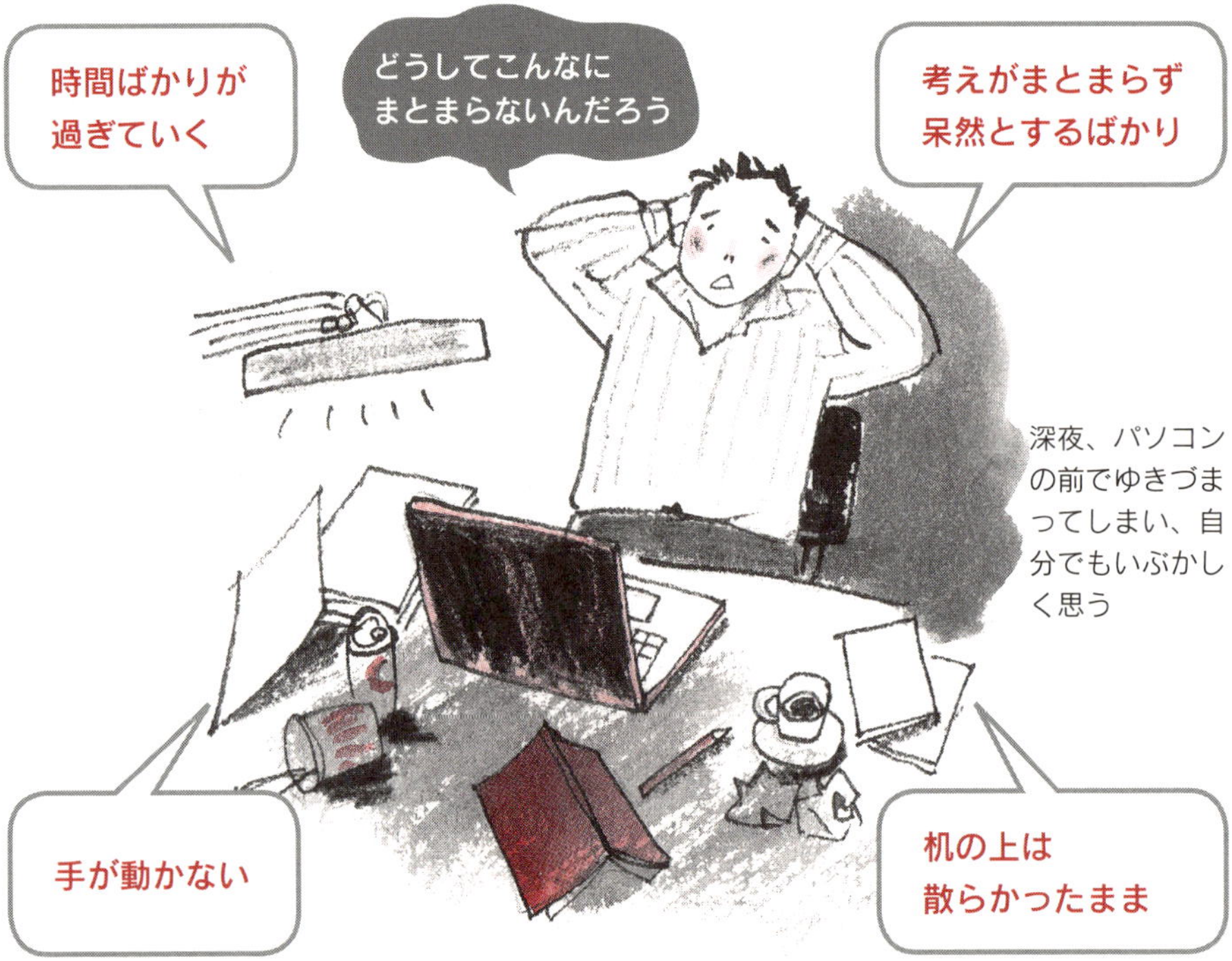

時間ばかりが過ぎていく
どうしてこんなにまとまらないんだろう
考えがまとまらず呆然とするばかり
手が動かない
机の上は散らかったまま

深夜、パソコンの前でゆきづまってしまい、自分でもいぶかしく思う

ポイントは「以前はできていた」

書類に不備があった、ミスコピーをした、予定のぶんまで終わっていない、なぜかまったくかたづかないなど、仕事や家事が思うように進まなくなります。それが自分で許せません。

たとえ家族や同僚など周囲の人が、本人のふだんの姿を知っていて、最近ようすが変だと心配していたとしても、本人は、自分がダメ人間だと感じています。できない自分に自分で腹を立てたり、悲しんだりしています。

病気かそうでないかの違いは、以前はできていたかどうか、ということ。うつ病では集中力や判断力が減退します。仕事や家事ができないのは病気のためなのです。

仕事ができない

周囲の人が、本人のふだんの働きぶりを知らない場合、仕事のできない人間だと誤解されることもあります。

自分では

仕事ができない

判断できない
理解できない
集中できない

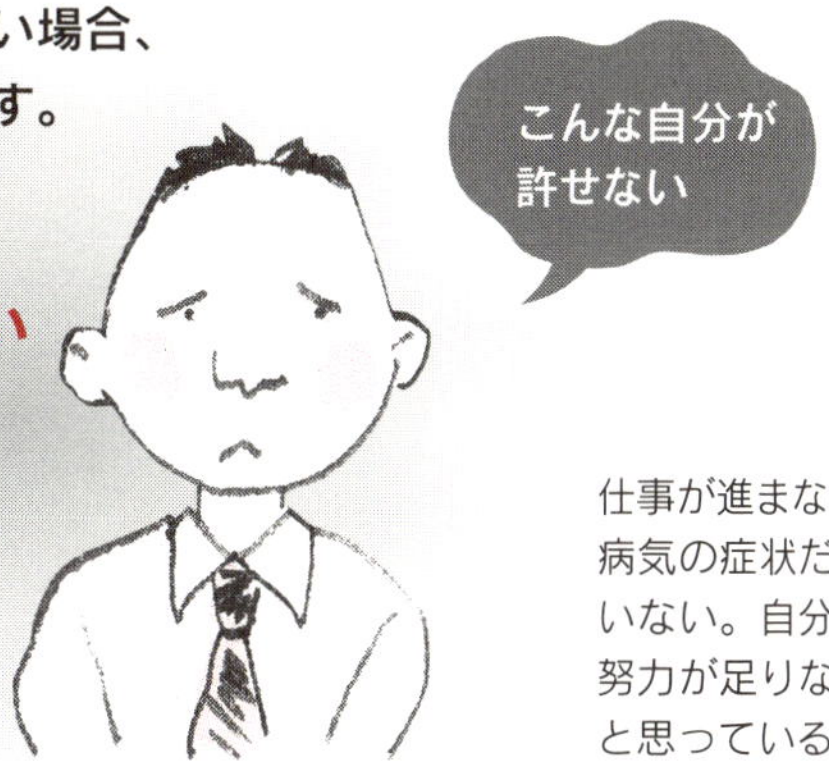
こんな自分が許せない

仕事が進まないことを、病気の症状だと思っていない。自分の能力や努力が足りないせいだと思っている

周囲からは

できない!?

のろい
ミスが多い
やる気がない

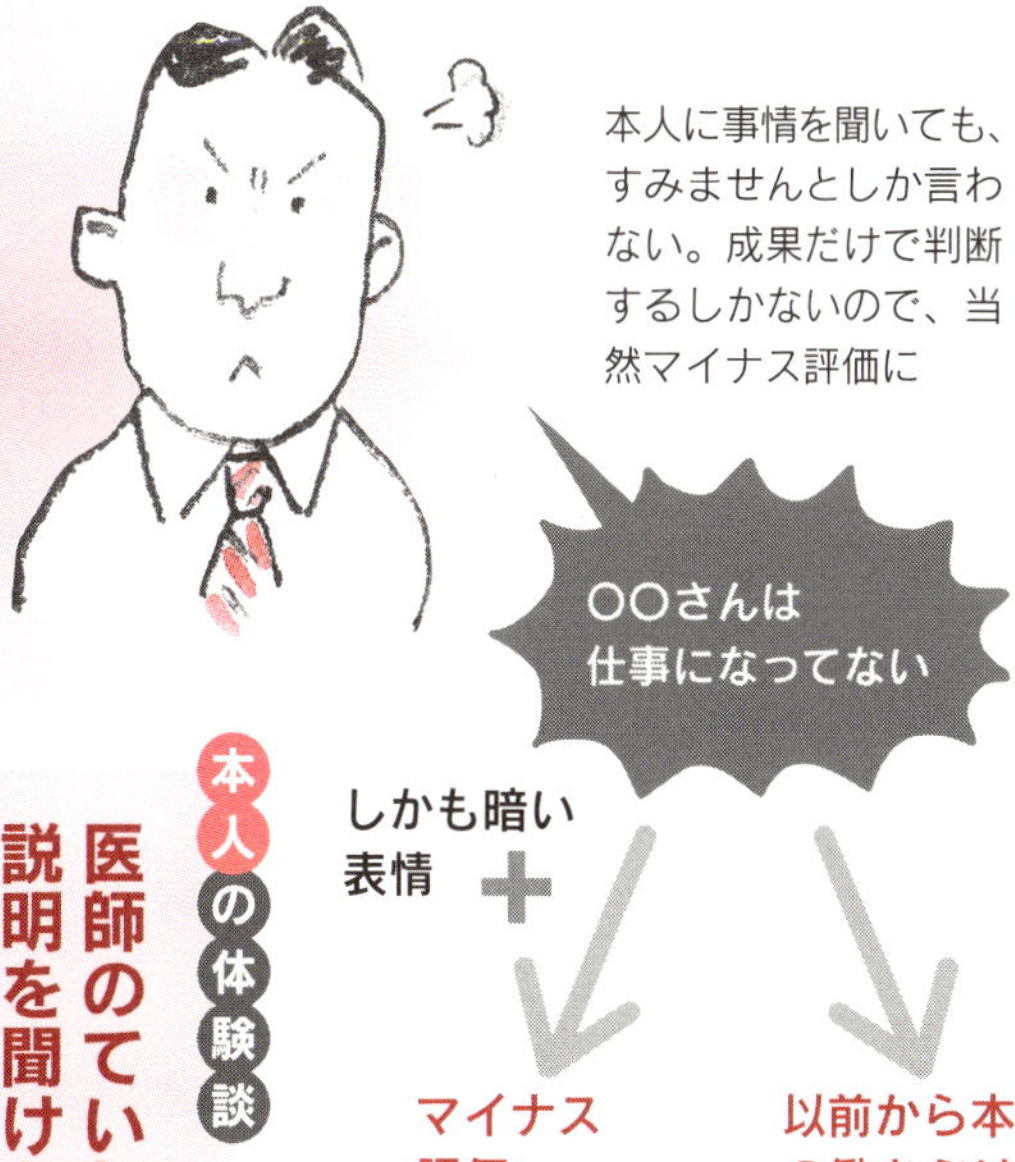
〇〇さんは仕事になってない

本人に事情を聞いても、すみませんとしか言わない。成果だけで判断するしかないので、当然マイナス評価に

しかも暗い表情 ＋

マイナス評価 → 仕事のできないやつだ

以前から本人の働きぶりを知っていたら → どうしたのかな

本人の体験談

医師のていねいな説明を聞けない

子育て中にうつ病になったときのことです。子どもが熱を出して小児科にかかったのですが、医師の説明がまったく頭に入りません。医師は、子どもになにを食べさせるか、今後の注意、薬の飲ませ方など、熱心に説明してくれるのですが、だんだん聞いているのがつらくなってしまいました。

生返事《なまへんじ》だった私に、医師は、なんという母親だろうと、きっとあきれたことでしょう。

不安定な気持ちをどうにもできない

うつ病では、とじこもる、泣く、イライラする、衝動的になるなど、情緒が不安定になる人もいます。こころの奥底に、不安感をかかえているのです。

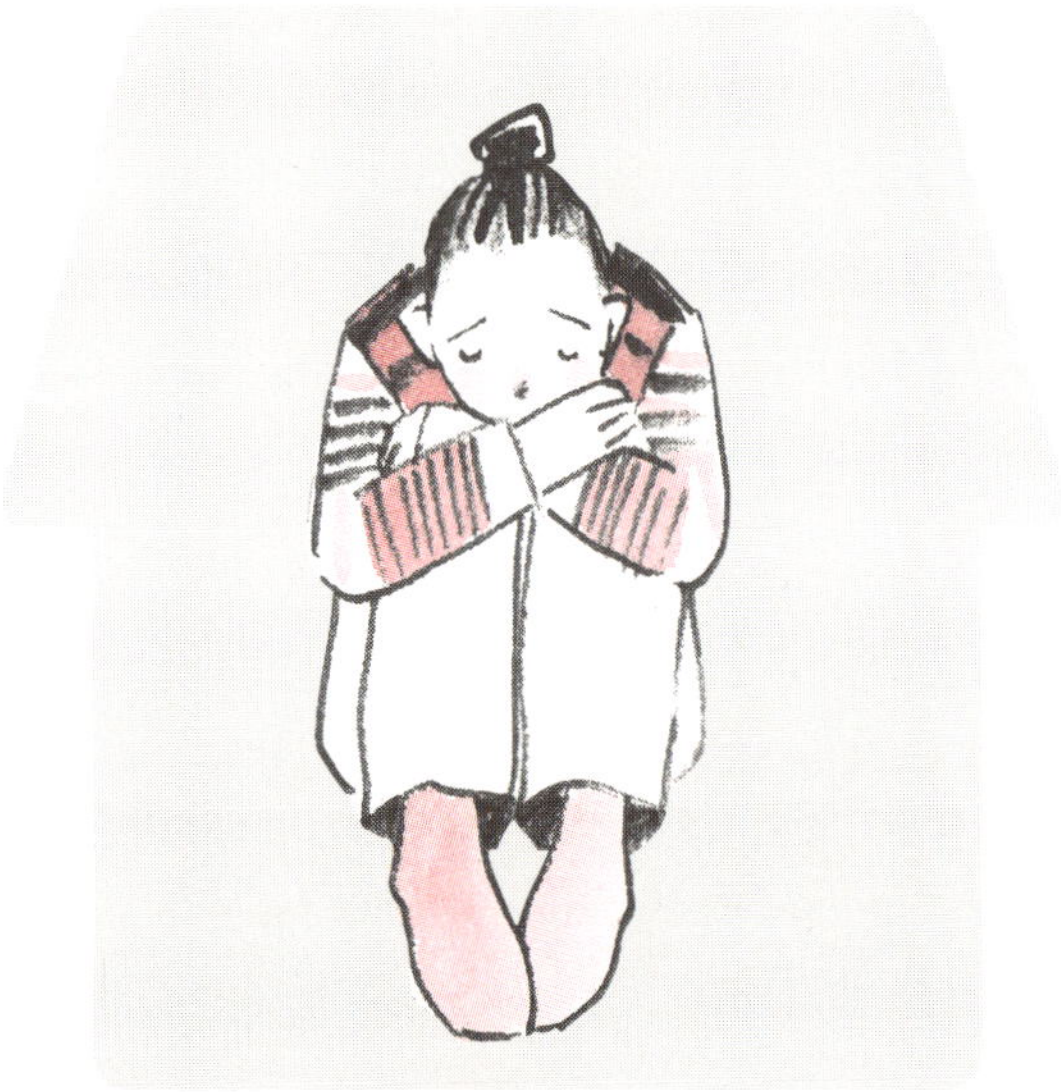

不安感からとじこもる

うつ病の人は、自宅から出ず、殻にとじこもってしまいます。元気がないうえに、からだが動かず、さらに不安感から外に出られないのです。

気力低下

＋

体調不良

＋

不安がふくらむ

ひきこもりにみえる

周囲からは、ひきこもりにみえる。しかし、ひきこもりとは単に状態を説明する言葉で、病名ではない。うつ病による不安感から、ひきこもっている

人によっては、不安が強くなる状況があることも。朝の出勤前、夕暮れ時、あるいはだれかの声が聞こえたときなど。きっかけがわかると解決の糸口になる

多くの人は不安も感じている

うつ病で元気がなくなると、外出せず自宅にひきこもりがちです。一日中ふさぎこんで、口数が減り、涙を流していたりします。よく聞くと、不安感を訴えます。不安をもつ具体的な対象はなく、自分への不安だったり、漠然とした不安だったりします。

また、じっと座っていられないなど、焦燥感《しょうそうかん》をもつ人もいます。気分はゆれうごき、情緒不安定にみえます。焦燥感が不安感からきていることもあります。

不安感だけを訴える場合には、不安障害という別の病気に診断されますが、うつ病でも不安をもつ人は多く、二つの診断名がつくことがあります。

情緒不安定になる

　うつ病の中核はうつ症状ですが、不安感や焦燥感を訴える人も少なくありません。気持ちが高ぶったり、落ち込んだりして、情緒が安定しません。

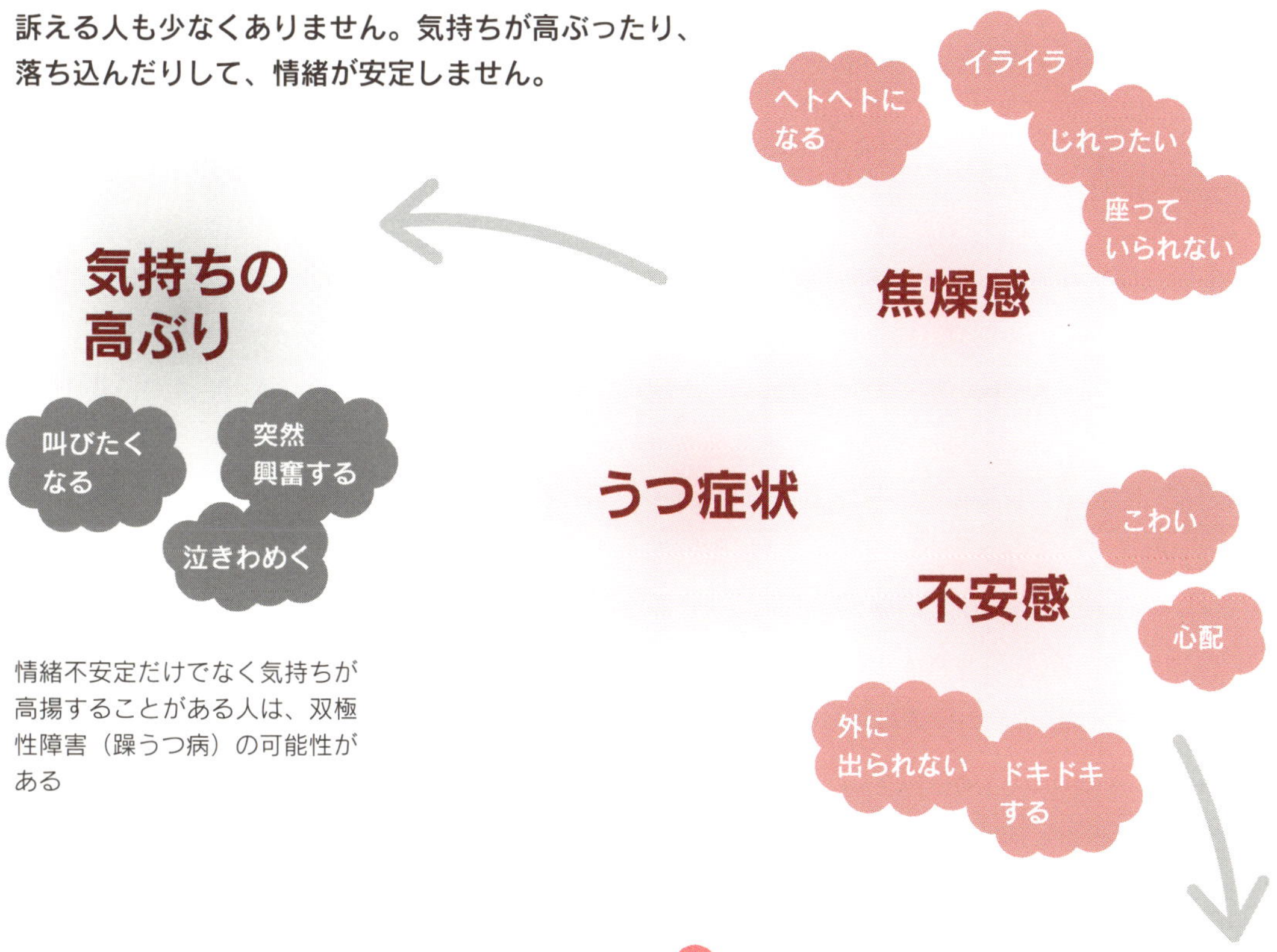
うつ症状
焦燥感
ヘトヘトになる
イライラ
じれったい
座っていられない
不安感
こわい
心配
外に出られない
ドキドキする
気持ちの高ぶり
叫びたくなる
突然興奮する
泣きわめく

情緒不安定だけでなく気持ちが高揚することがある人は、双極性障害（躁うつ病）の可能性がある

不安障害というこころの病気もあるが

うつ病は気分障害という精神疾患のひとつで、別に不安障害というジャンルがあります。

　人と話すのが不安な社交不安障害、死の不安からパニック発作を起こすパニック障害などが不安障害です。不安障害からうつ病へ進む場合もあります。

本人の体験談

イライラして叫んでしまった

　仕事上のささいなことが気になり、毎日イライラ。気分が落ち着かず、むだに動き回り、少しも仕事が進みません。帰宅すると疲れきって食欲もなく、熟睡できませんでした。

　ある日、職場で「いいかげんにして！」と叫んでしまい、みな唖《あ》然《ぜん》。疲れているのではないかと言われ受診したら、なんと、うつ病との診断でした。

すべてを失い、まっ暗な気分

うつ病の中核の症状は、憂うつな気分と喜びや悲しみの喪失です。うつ病のときには、日常生活に支障が出るほど、落ち込んだ気分になります。

うつ病のときには

日常生活に支障が出るほど落ち込みます。好きなことも手につかず、あらゆる精神活動がゼロ以下に落ち込んでいます。

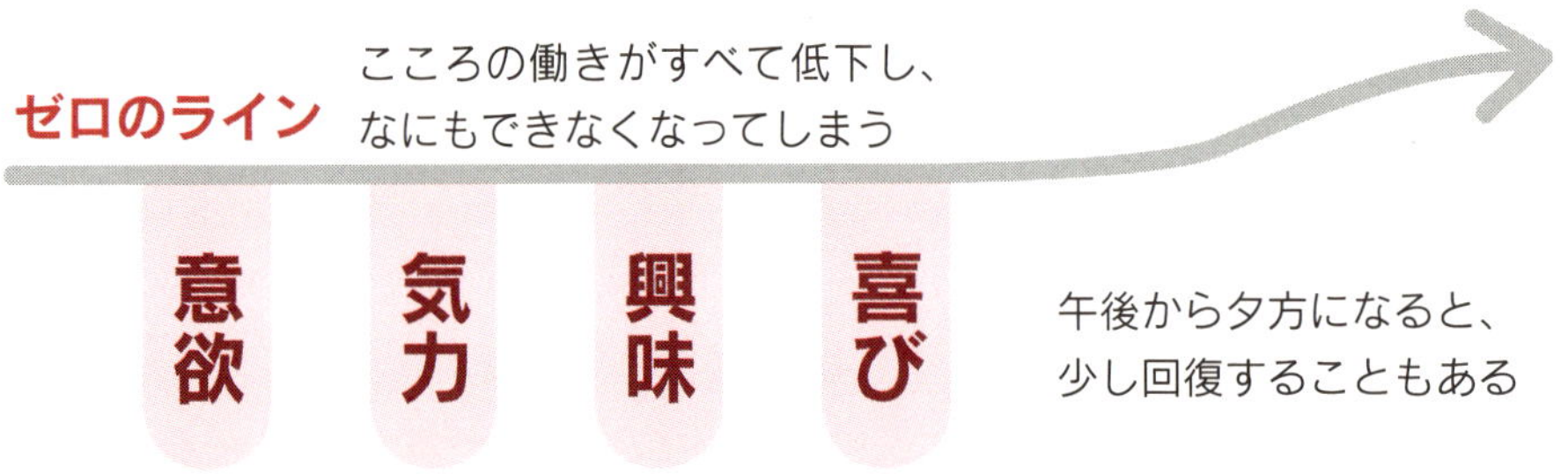
ゼロのライン
こころの働きがすべて低下し、なにもできなくなってしまう
意欲
気力
興味
喜び
午後から夕方になると、少し回復することもある

本人が感じていることは

- 気持ちが落ち込んでしかたがない
- 頭がからっぽになったみたい
- なにも感じない
- 気が滅入る
- 泣きたい気持ちが続いている
- まっ暗でなにもみえない
- 無気力……
- どうしようもなく孤独だと思った
- 言葉にできないほどつらい
- 喜怒哀楽がなくなっている
- からだに力が入らない
- 胸になにかがつまって苦しい

ずっと気分が晴れず、低空飛行のような日々が続いていたのですが、いよいよ、穴の底に落ちていったような気分です。はいあがれず、まっ暗。いつも大声で泣きたいような気がします。私はいったいどうしたんでしょう

もしかしたら自分はうつ病かもしれないと思っていたが、否定しつつ受診を先延ばしにしていた。落ち込みがきて、いよいよ日常生活が送れなくなり、医師のもとを訪れた

自分でもおかしいとわかる

あまりにもつらい気分が長く続くと、自分でも、これは普通ではないと気づいてきて、受診することを考えます。

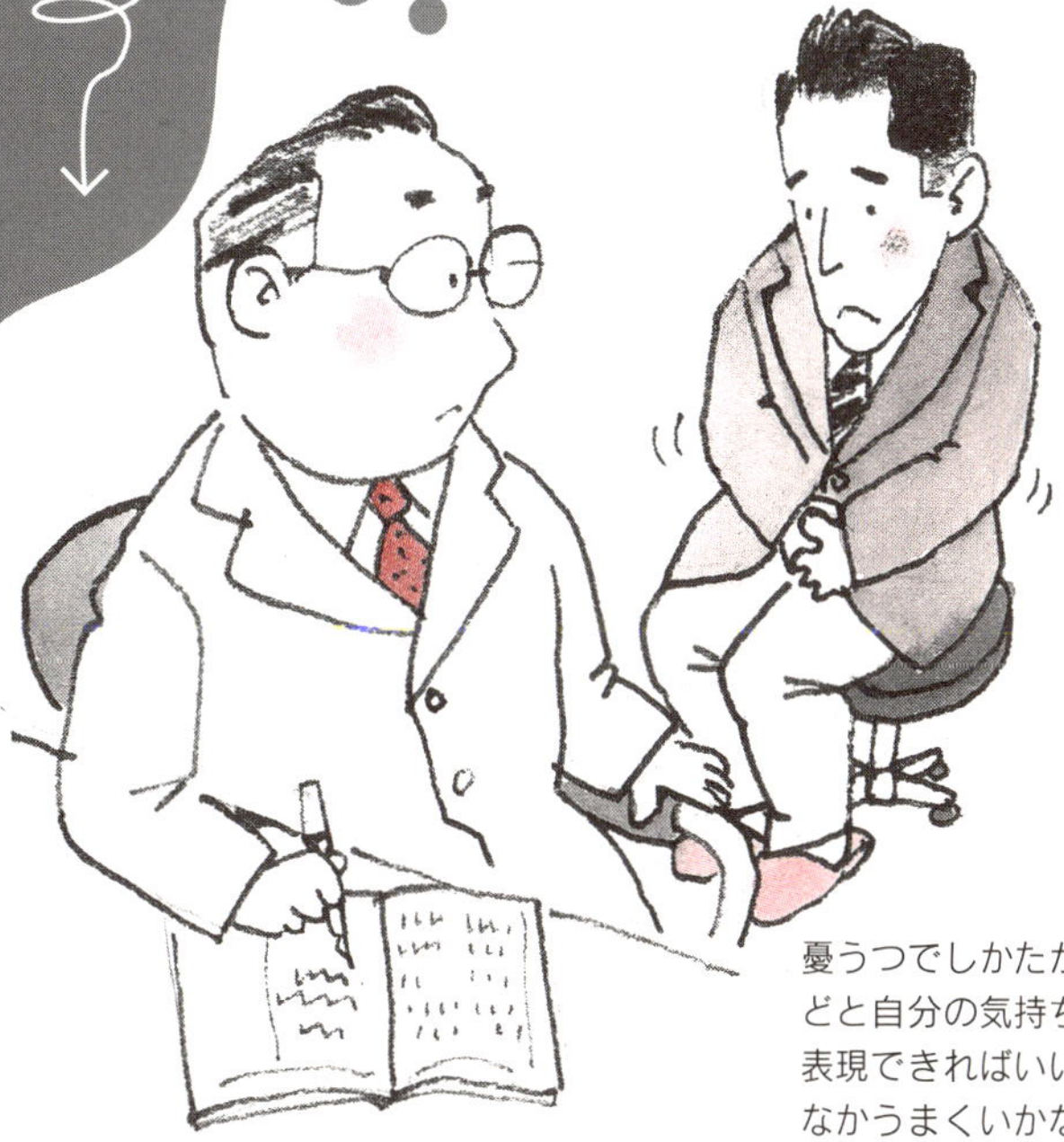

憂うつでしかたがない、などと自分の気持ちを正確に表現できればいいが、なかなかうまくいかないもの

あらゆる精神活動が低下している

うつ病では「抑うつ」気分が主症状です。しかし、最初から「憂うつです」と訴える人はそれほど多いわけではありません。本人は、「泣きたい気分です」など、別の言葉で表現するからです。

医学的にも、うつ病を定義することは簡単ではありません。検査をして結果を数字で表すことはできませんし、人によって感じ方も違います。

言葉以外のことも読み取ります

症状をうまく訴えられない患者さんは多くいます。「憂うつですか」とたずねても、答えられない人も少なくありません。

医師は、患者さんの言葉、表情、態度、声の大きさ、話し方などから、総合的に判断します。

つねに「死」を思っている

うつ病の人は、一度は「死」を考えるといいます。極端で過度に自分を責める傾向がありますが、それがまた、極端な結論に結びついてしまうのです。

死ぬしかないと思い詰める

思考力が低下しているため、死ぬしかないという思いが頭の中でグルグル回り、それが極端な思考でおかしいことだと、冷静に考えられません。

絶望感

自分など生きていてもしかたがないと、自分にも、生きていることにも絶望している

自責の念

周囲に迷惑ばかりかけていて、こんな私が生きていていいのかと、自分を責めている

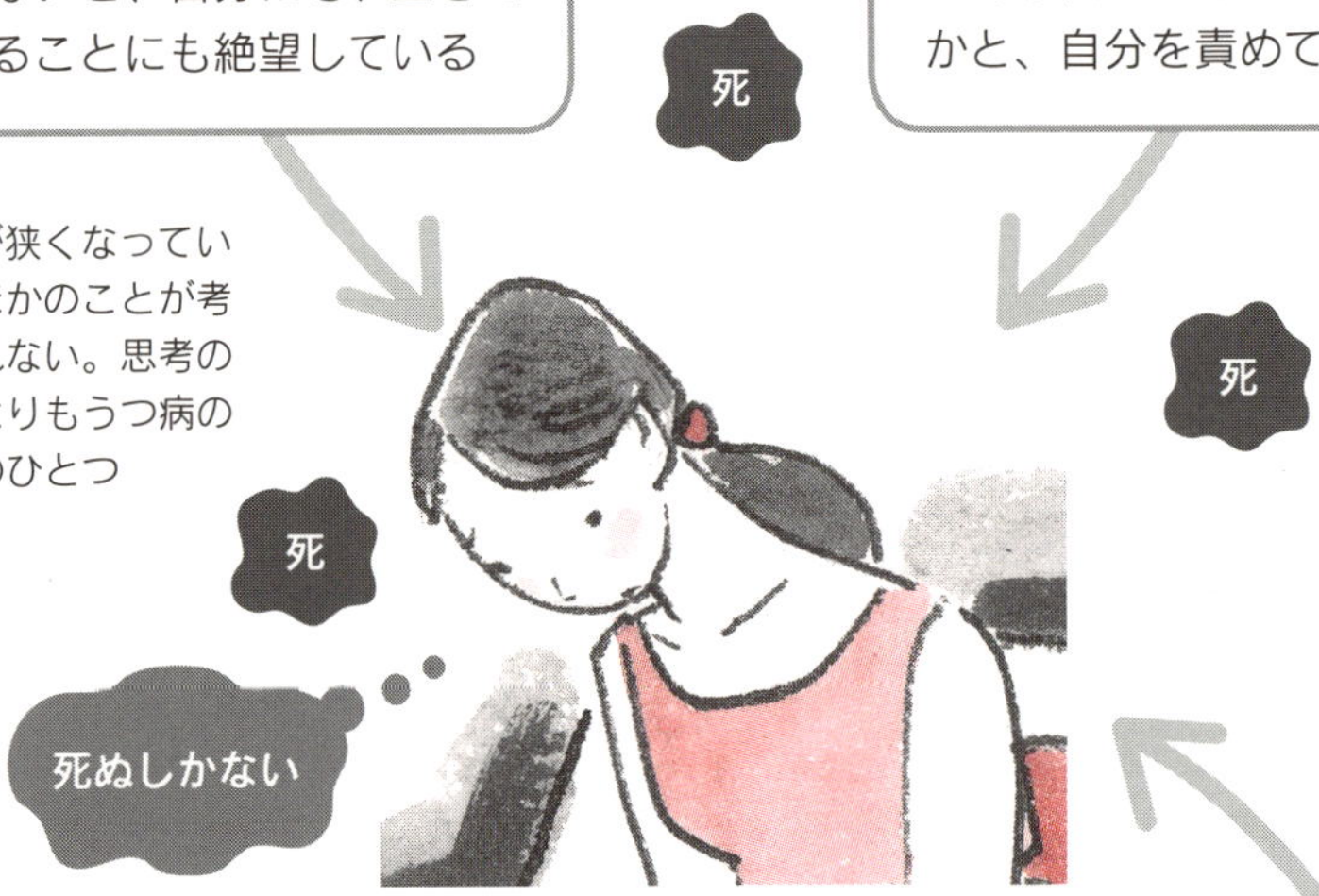

視野が狭くなっていて、ほかのことが考えられない。思考のかたよりもうつ病の症状のひとつ

現実逃避

苦しくつらい気持ちが続くため、そこから逃げたいという心境もないとはいえない

不自然な考え方

その考えがいかに不自然なものか、本人にはみえていません。

実行してしまうこともあるので要注意
（P46、52参照）

日常的に思っている

なにをみても、自殺に結びつけてしまいます。「死にたい」「死んだほうがまし」などと、口に出すこともあります。

↓

そんな自分に気づいて、受診に至る人もいます。しかし、おかしいと思えないことも。

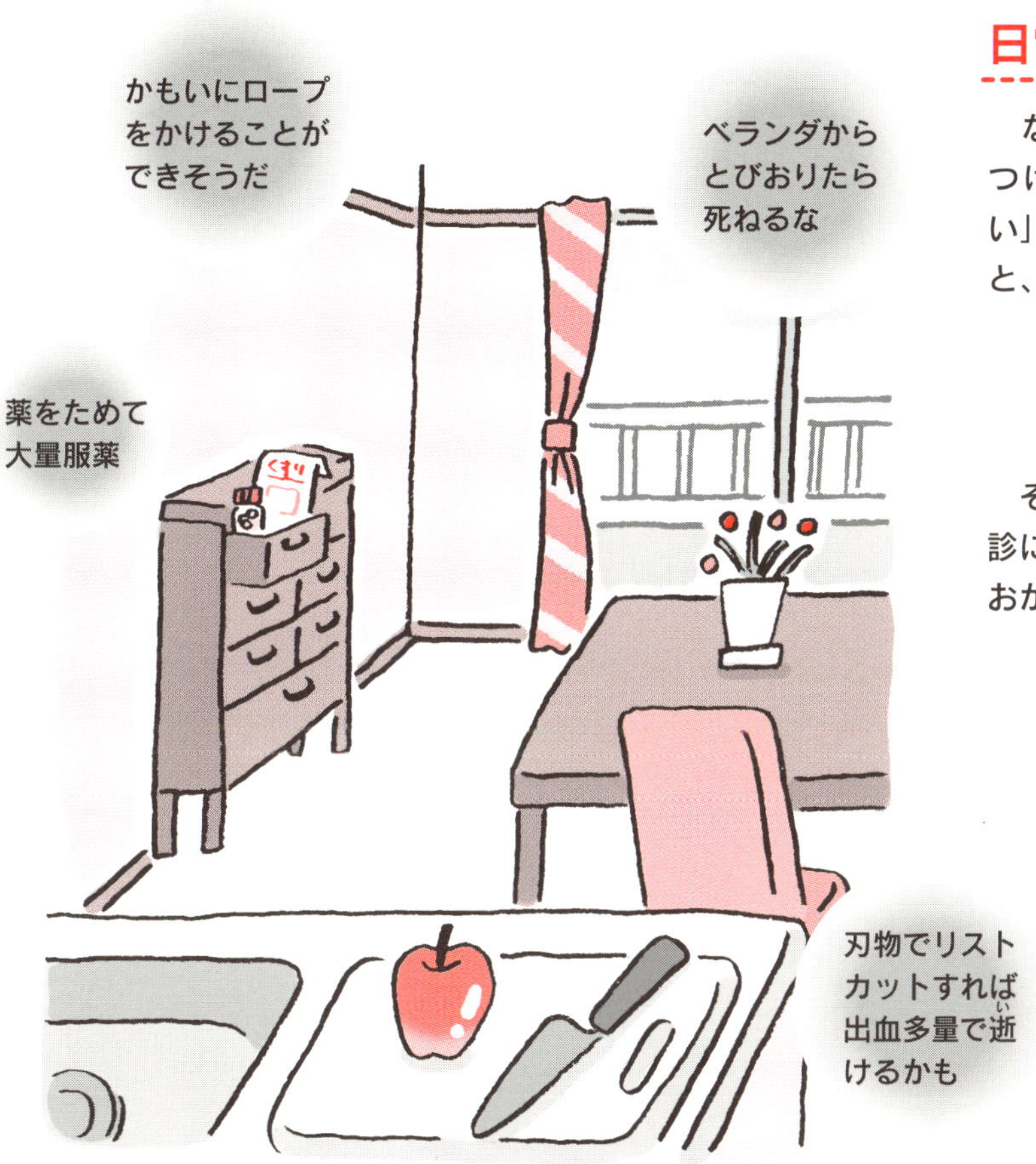
かもいにロープをかけることができそうだ
ベランダからとびおりたら死ねるな
薬をためて大量服薬
ガス栓をひねれば楽だ
刃物でリストカットすれば出血多量で逝《い》けるかも

自分の存在じたいを否定する

自責の念から自分の存在までも否定していると、自分などいらない人間ではないか、死んだほうがいい、死んでしまおうという思いにとりつかれます。

ただ、自殺念慮《ねんりょ》は、だれもが、つねに、どのような状態のときでももっているわけではありません。

本人の体験談

死んでおわびしようと思っていました

仕事ができないのに、給料をもらっていていいのか、皆に申し訳なくて、会社をやめるしかない、死んでおわびをするしかないと思い詰めていました。

友人から、「どうしたの、おかしいよ」と言われたのですが、むしろ、友人のほうがおかしいと感じたほど。それも病気の症状だったのですね。

解説コラム

うつ的思考パターンに陥っていませんか

同じものごとに対しても、感じ方は人それぞれ。なかには、ものごとを否定的に考えたり、受け取ったりしがちな人がいます。

その受け取り方が、合理的ではなく、ゆがみを持っているものが「うつ的思考パターン」です。うつ的思考パターンにはいろいろありますが、ここでは六つの例を挙げてみましょう。

どの思考パターンになっているでしょうか ?

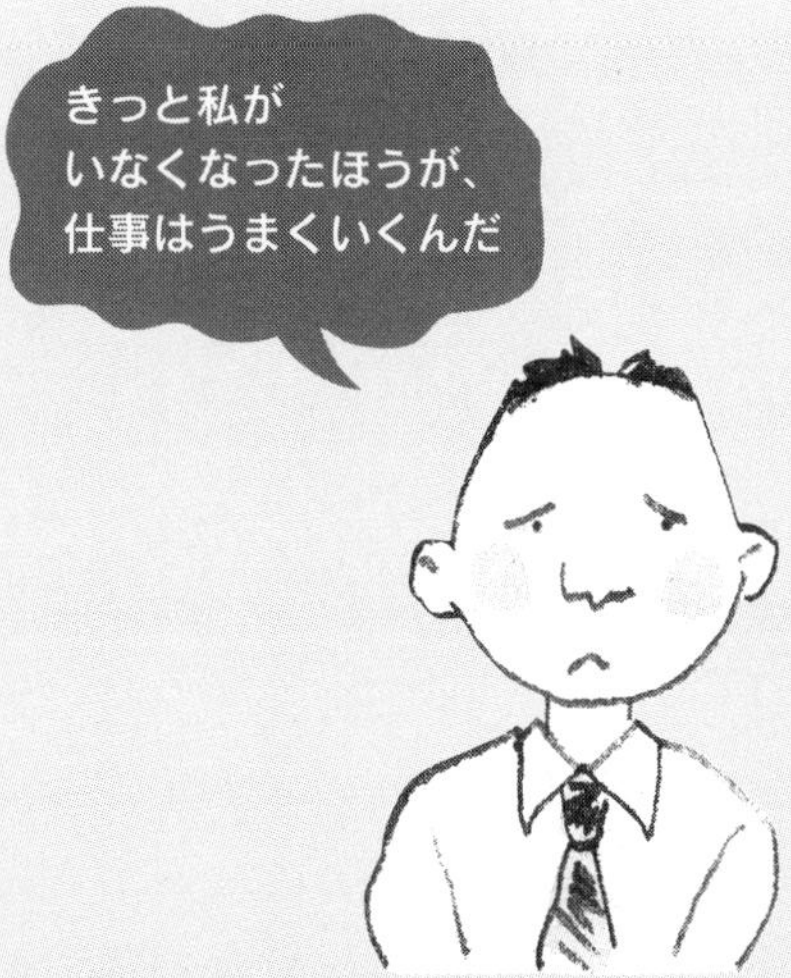
きっと私がいなくなったほうが、仕事はうまくいくんだ

思考パターンの例

思い込み・決めつけ

根拠がないのに、自分の考えが正しいに違いないと決めつけて、ものごとを判断してしまいます。自分の考えに合わない部分は、目を向けようとしません。「いつも」「必ず」「絶対」といった言葉をよく使います。

例 自分は運が悪いと決めつけ、「いつもものごとがうまくいかないのは、私に運がないからだ」と思い込む

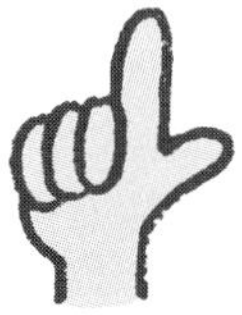

白黒思考

ものごとをすべて「白か黒か」で考えてしまいます。その間のグレーの部分をみることができなくなっています。良いか悪いか、成功か失敗か、〇点か一〇〇点か、などと極端な考え方になってしまいます。

例 完璧なものしか認めることができない。「このプロジェクトに成功しなければ、会社人生は終わってしまう」

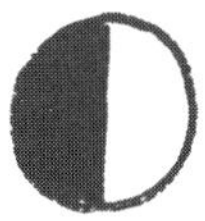

べき思考

なにかをおこなうときに「絶対にこうすべきだ」と考え、終わったことを「ああすべきだった」と思い悩みます。

臨機応変に対応できずに、常に自分にプレッシャーをかけるので、苦しくなります。

例 夫が仕事で忙しく、「私が子育てを完璧におこなうべき。勉強もスポーツもできる子にしないと」と一人で思い悩む

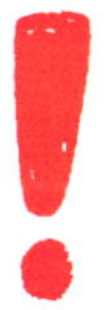

深読み

ふとした言動などから、相手の気持ちを考えすぎて、きっとこうに違いないと勝手に決めつけてしまいます。

根拠もなく、自分を無視したのは嫌いになったからだと思い込みます。

例 夫の帰りが遅くなり、顔を合わせることが少なくなった。「きっと夫は私のことが嫌いになったのだ」

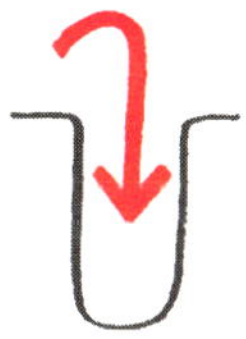

自己批判

なにか問題が起きたときに、すべて自分のせいだと考えて、自分を責めてしまいます。ほかにもいろいろな理由があるにもかかわらず、すべて自分に関連づけて考えてしまうため、つらくなります。

例 家族が事故にあったとき、「ケガをしたのは、私があのとき注意をしなかったからだ」と自分を責める

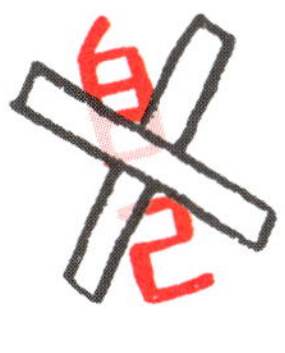

先読み

自分で先回りをして、悪いほう悪いほうへと事態を考えます。自分の考えで自分の行動をがんじがらめにしてしまい、そのとおりに失敗することもあります。そのため、自分の先読みをますます信じ込むようになります。

例 就職活動の面接の前に、失敗するかもしれないと思う。緊張してうまく話せず、さらに落ち込む

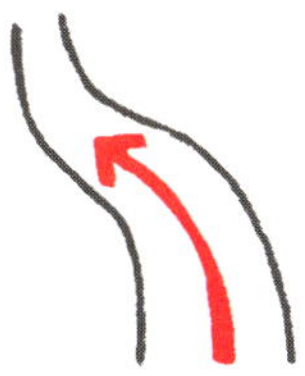

自分の思考で自分を追い詰めている

つらい気持ちになるときは、うつ的思考パターンに陥っています。「自動思考」が、後ろ向きになっているのです。とくに、うつ病の患者さんは、うつ的思考にどっぷりつかっていて、しかもそのことに気づいていません。

たとえば、「自分にはよいことは起こらない」という自動思考をもつとします。これは悲観的なうえ、なんの根拠もありません。しかし、このうつ的思考によって、自分を追い詰めているのです。

病気だからこそうつ的思考になっている

うつ病の人は、自分の思考がかたよっていると気づかず、自分の考え方こそがすべて正しいという、思い込みの世界に入っています。

うつ的思考により、現実から目をそむけると、初めのうちは気持ちが軽くなるかもしれません。しかし、目の前の問題は解決していないので、ますますつらい気持ちになったり、人間関係がうまくいかなくなったりします。

うつ的な思考は、その人の性格によるというよりは、病気だからこそ起こるものです。

いくつかの思考パターンが混在しています

うつ的な思考パターンは、単独でみられることもありますが、いくつか混在していることもあります。

26ページの例では、会社で自分がミスをしたと思い、「きっと私がいなくなったほうが、仕事はうまくいくんだ」と考えています。これは、「思い込み・決めつけ」「自己批判」の思考パターンが混在しています。

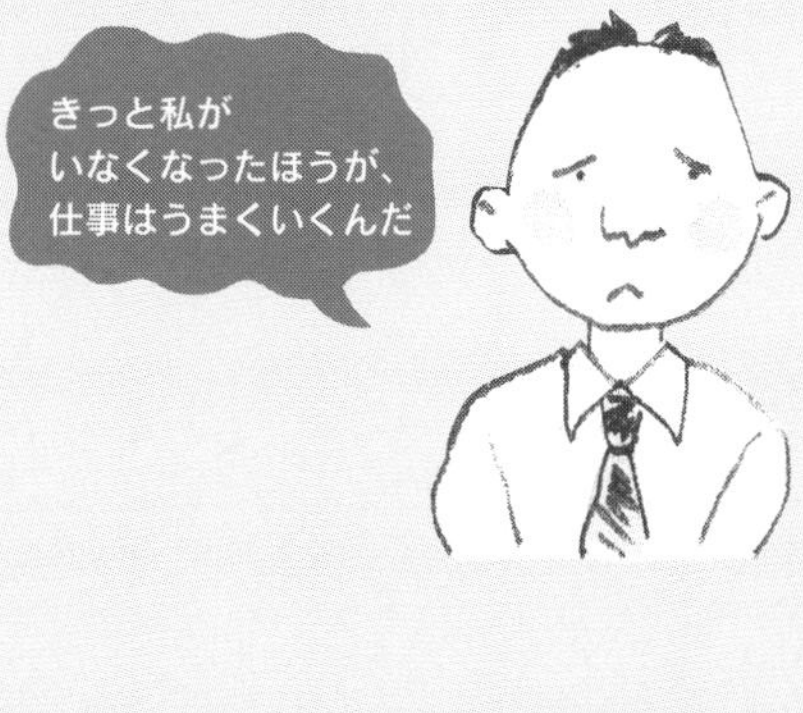

キーワード

＜自動思考＞

私たちがいろいろなできごとに出会ったときに、意識しないまま自動的に、とっさに頭のなかに浮かんでくる考えやイメージを「自動思考」といいます。

自動思考じたいは悪いものではなく、自分の周りでなにが起こっているかを、即座に判断するのに役立ちます。

同じ体験をしても、判断のしかたは人によって違っています。うつ病の人は、否定的で後ろ向きな自動思考が、こころに多く浮かびます。後ろ向きな自動思考が、うつ的思考というわけです。

2

本人②

わからないから不安になる

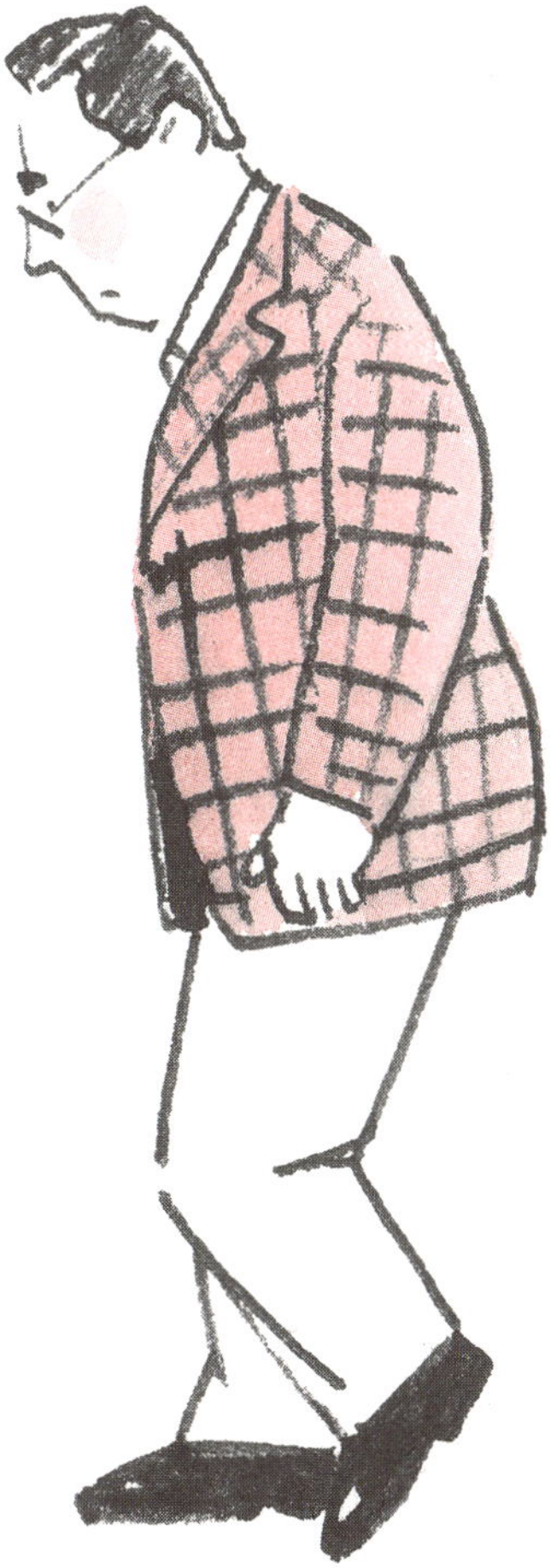

気分が沈むだけでなく、
不安でいっぱいになっています。
自分について、病気について、
治療法は、これからどうなるのか、
考えてもわからないことばかり。
展望はまったく開けません。

自分が何者かわからない

うつ病になると、仕事もできず、家事もできません。これまで自分はサラリーマンだったり、主婦だったりしていたのに、それが普通にできなくなるのです。

本人の受け取り方

うつ病と診断されてから、休養の生活に入るまでの思いは、人によってさまざまです。

診断

最初は

うつ病だと認めたくない

うつ病と診断されてから自分なりに調べてみたが、どうも自分はあてはまらない。疲れているだけ。休んでいれば治るだろうと思った

診断されてホッとした

苦しい気持ちが続いていたので、薬をもらい、これでよくなると思った。助けてもらえるのだから

あっさり言われてひょうし抜けした

医師は10分も話を聞いてくれず、すぐにうつ病でしょうと診断。こころの病気だろうかと身構えていたのに

社会的な「位置」を失ったことに気づく

抑うつ状態が続いてあまりに苦しかったり、日常生活に支障が出たりすると、自分でも精神疾患ではないかと考え始めます。

うつ病かもしれないと思う反面、否定したい気持ちもあります。

医師を受診し、うつ病だと診断されたときの気持ちは、人によってさまざまです。その後のこころの動きも人によって違います。

社会的な「位置」を失ったことに気づいて落胆とさびしさを感じる人もいます。

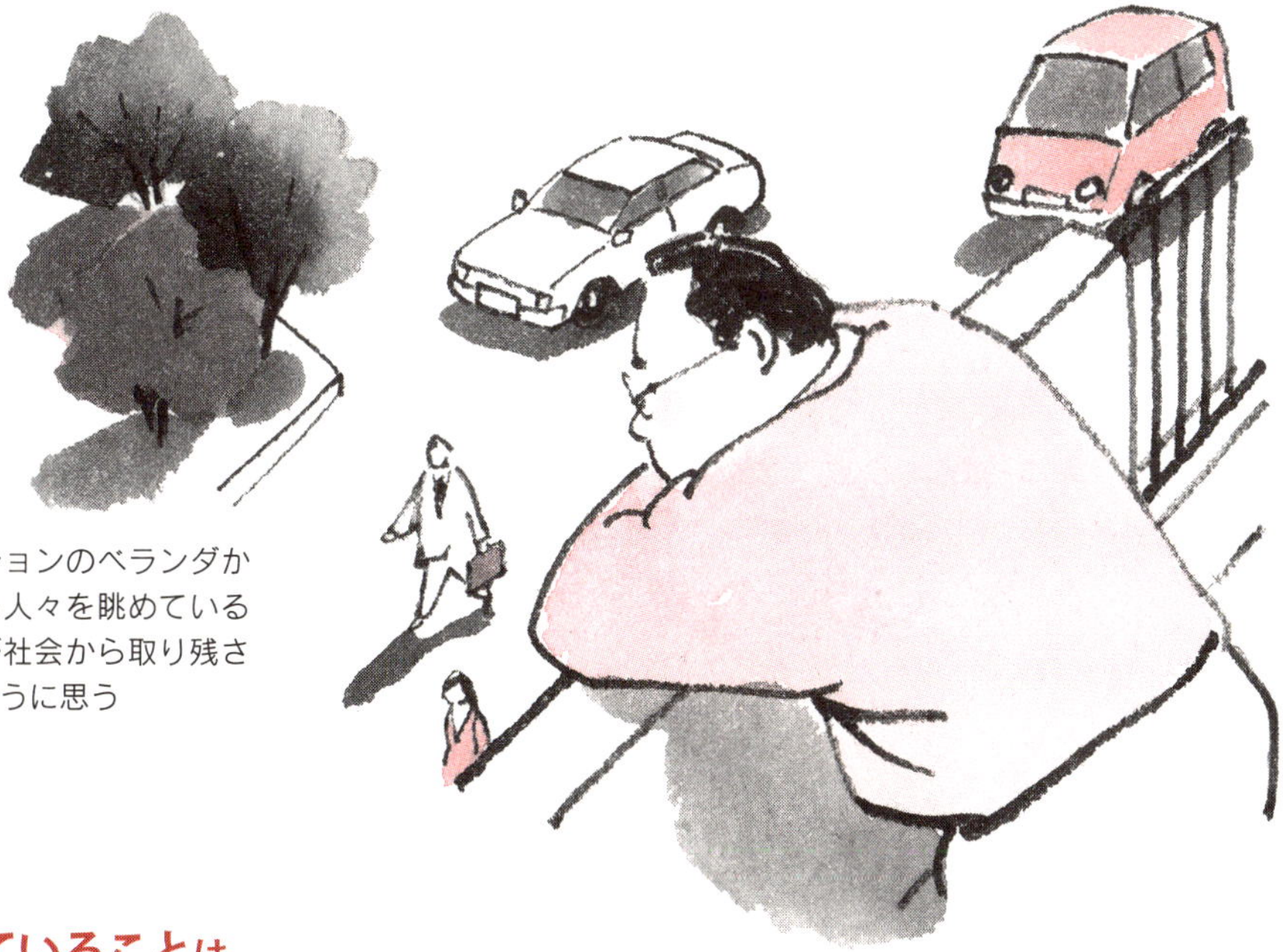

自宅マンションのベランダから出勤する人々を眺めていると、自分が社会から取り残されているように思う

本人が感じていることは

- 自分は社会にとっていらない人間ではないか
- 薬を飲んでも、意欲がわかない。これでいいのか
- さびしくてしかたがない
- だれかに話を聞いてほしい
- 孤独ってこういうことか
- 寝ていることしかできず、（家族に）申し訳ない
- 元の自分に戻りたい

しばらくすると

患者さん

○○さん

ひとりの患者でしかない自分に気づく

自宅と病院を行き来する毎日になると、社会との接点がなくなる。病院で名前を呼ばれるしか、自分を呼んでくれる声はない。今まで会社員、学生などと呼ばれていたのは、社会における自分の「位置」だったことに気づく

さびしさや焦り

仕事もできず、自分はなにをしているんだろうと、悶々《もんもん》とする毎日が続く

「休み方」がわからない

うつ病と診断されると、医師に「しばらく休んでください」などと言われます。しかし、そう言われても、本人にはどうすれば休んだことになるのか、わかりません。

「休め」と言われても……

医師から休養するように言われても、どうやって時間をつぶせばいいのか途方にくれるばかりです。

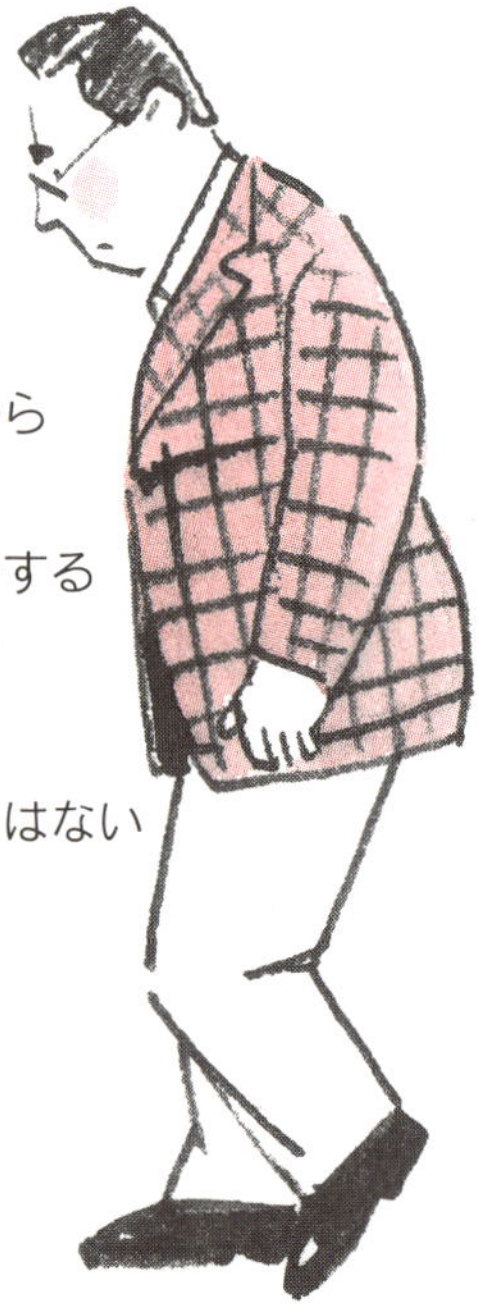

本人の気持ちは

- 今日、帰ってからどうする
- 明日からなにをする
- 一日中寝てなどいられない
- 長く休むつもりはない

休むことは遊ぶことだったから

これまで、休みの日には、趣味など自分の好きなことをしたり、家族と遊んだりして過ごしていました。余暇をむだにしてはいけないと、しっかり「活用」することを考え、それが休むことだと思っていたのです。

ですから「休め」と言われても、具体的にどうすればいいのか困ります。しかし、「具体的に」「どうすれば」と考えることじたい、休むということから離れています。

うつ病を発症した今、実際にはなにもしないでボーッとしていることしかできません。やがて、じょじょに、この過ごし方が「休む」ことだとわかってきます。

本人の体験談

中途半端にせずしっかり休んで

うつ病で長く休んでいたときのことです。休職扱いで傷病手当金が出ていました。妻が「これはお給料だと思っている」と言ってくれたのです。「パパは病気という仕事をしている」からだと……。

早く復帰しないと家族を養うことができないと焦っていましたが、中途半端な気持ちでいたら、よくなるものもならないと思い至りました。

自分にとっては、病気が仕事。しっかり病気と向き合わないといけない時期だったのです。よくなったら、できることをみつけて、また働けばいいんです。

考え方の変化

休み方がわからないのは、なにかすることが休むことだと思っているから。実際には、心身ともに動けません。

なにも
できない

→

なにも
しない

働かねばならないのに、
申し訳ないと自分を責める

焦ってもしかたがない。
今はなにもしなくていいんだ

発見

自分はけっして怠《なま》けているわけではない。なにもできないと嘆くのはやめよう。むしろ、なにもしないことが大切。これが今自分がすべきことなのだと気づきます。

なにも
しないこと
が仕事

＝

休むこと
が仕事

今すべきことは、
しっかり休養をとること

ここちよいことをする

ようやく休み方がわかってきました。なにかをしようとするのではなく、自分にとってここちよいことをしようと思います。はたからみると、なにもしていないようでも、「休養」しているのです。

お茶を
ゆっくり
飲む

絵本を
眺める

（ボーッと）
室内を
眺める

朝寝坊して、
昼寝して、
夜は早く寝る

音なし
テレビを
眺める

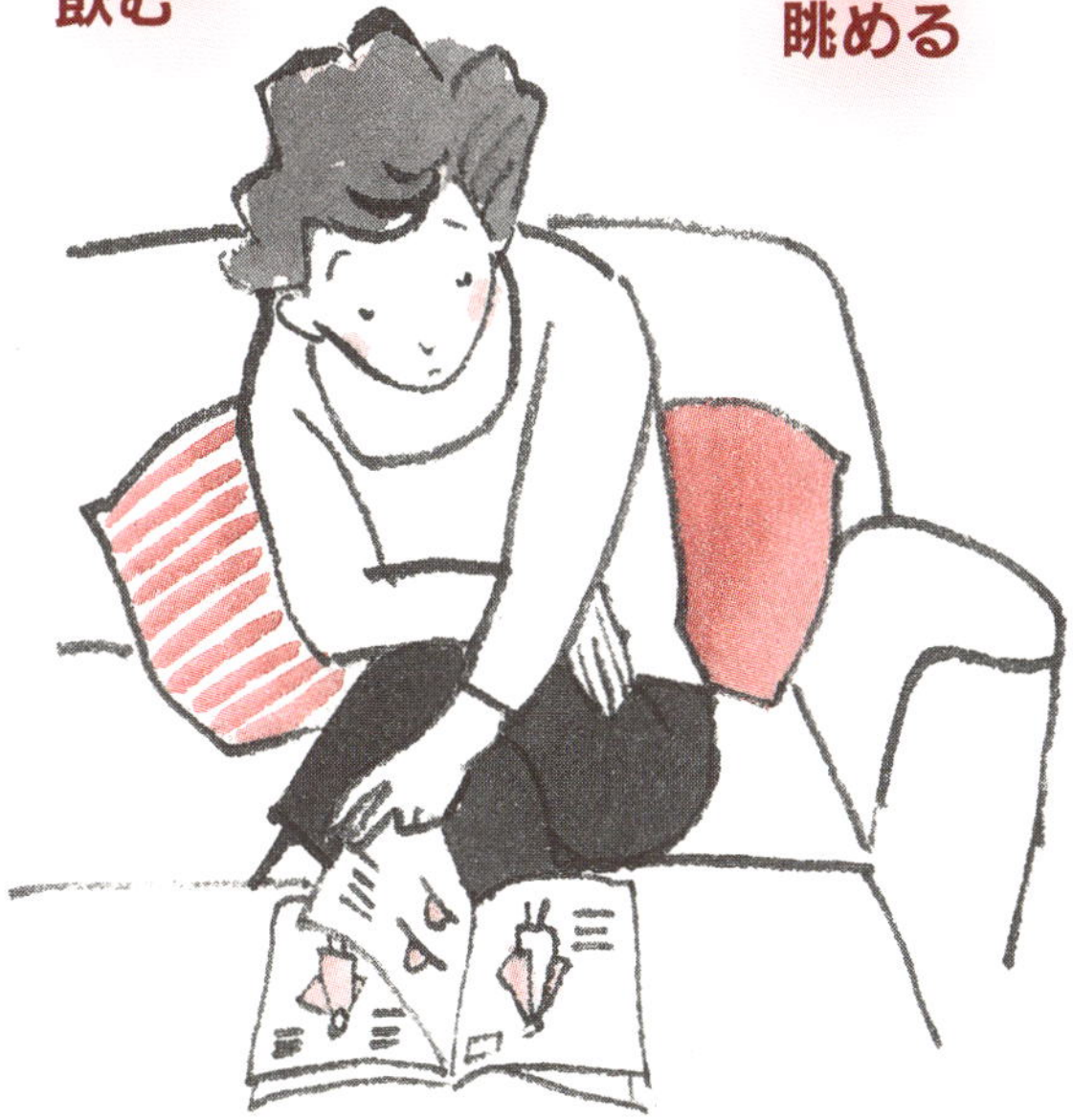

雑誌を広げ、ソファーに座って過ごす。
雑誌を読んでいるわけではない

無理解

精神疾患は外見からはわかりにくい

ケガや風邪などからだの病気と違って、うつ病などの精神疾患は外見からはわかりません。そのことが、周囲の人たちの理解がなかなか進まない理由のひとつです。

みえないことから誤解が生まれる

うつ病になったとき、職場や友人など周囲の人に病気だと伝えるかどうか、迷うところです。伝えないと、病気の症状を本人の意欲や性格のせいだと誤解されかねません。社会人としての信用問題にもかかわってきます。

しかし、病気であると伝えても、相手がうつ病についてよく知らないと、事態は改善されないでしょう。病気の原因を詮索《せんさく》されたり、叱責を受けることもあります。

理想的には、自分の病気を伝えるとともに、相手に十分理解してもらうことが必要です。ただし、だれにでも病気をオープンにすればいいわけではなく、ケースバイケースです（93ページ参照）。

じつは

外見的には元気そのものという人でも、病気を薬でなんとかコントロールしている状態だったりします。

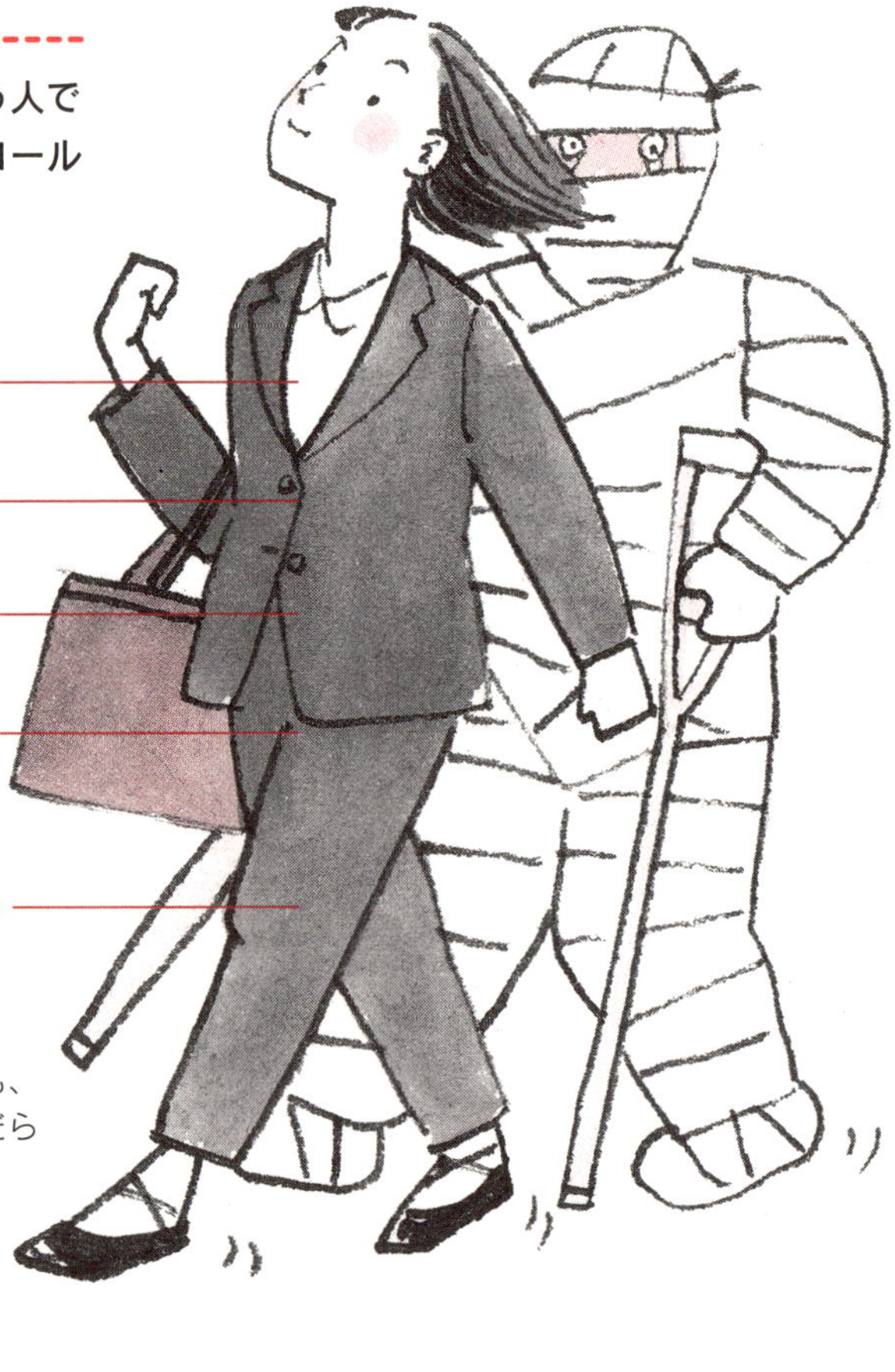
薬で気力をもたせている
自分をふるいたたせている
かなり無理をしている
着替えも化粧も
数時間がかりだった
帰宅したら寝込んでしまうだろう

外見的には元気でも、こころのなかは傷だらけの状態

理解が不十分なら

うつ病を隠していると、誤解が生じることも。病気であると伝えた場合、最初は心配してくれるかもしれません。しかし、相手が精神疾患についてよく知らないと、無理解のための齟《そ》齬《ご》をきたします。

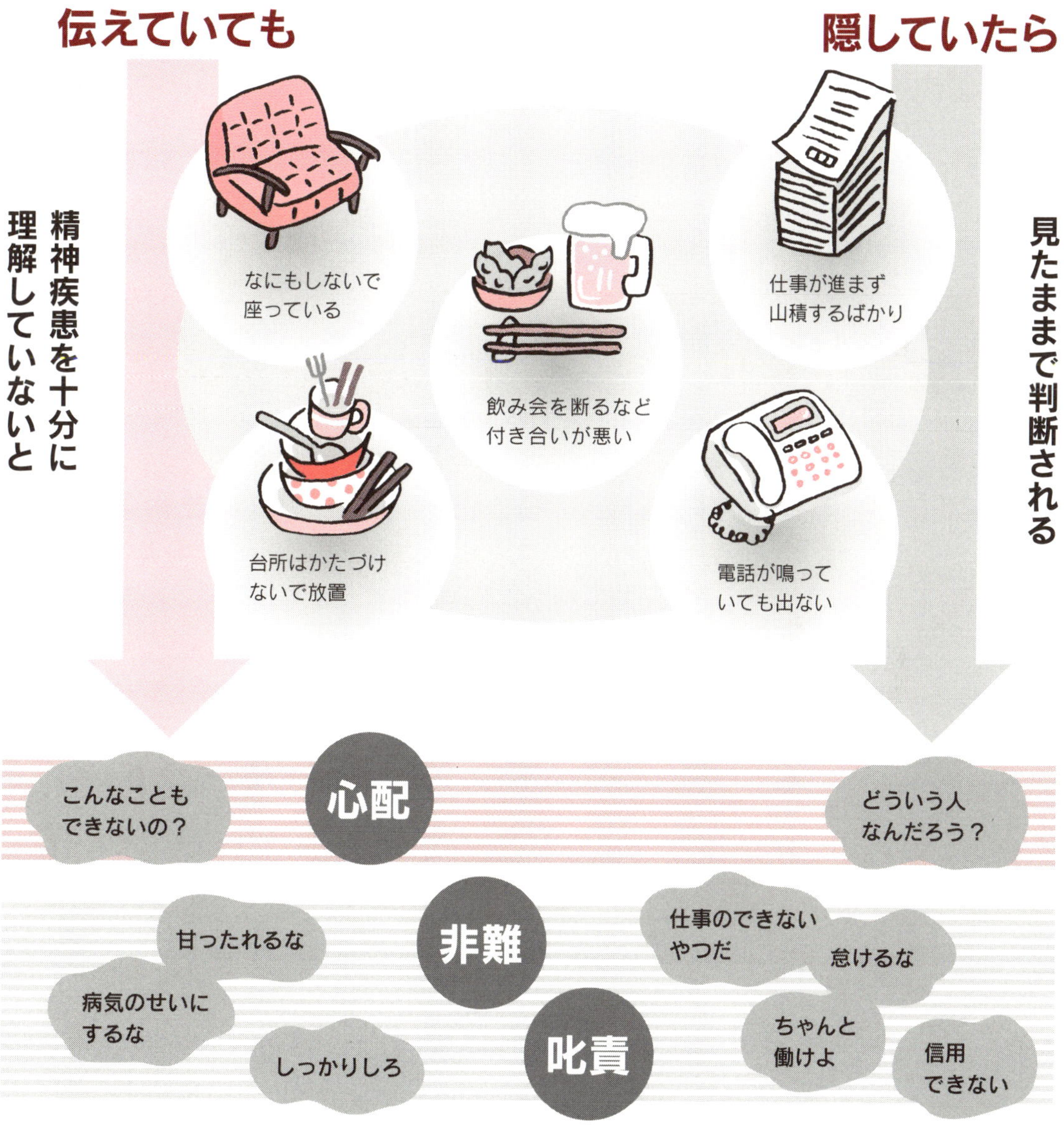
伝えていても
精神疾患を十分に理解していないと
隠していたら
見たままで判断される
なにもしないで座っている
飲み会を断るなど付き合いが悪い
仕事が進まず山積するばかり
台所はかたづけないで放置
電話が鳴っていても出ない
心配
非難
叱責
こんなこともできないの？
甘ったれるな
病気のせいにするな
しっかりしろ
どういう人なんだろう？
仕事のできないやつだ
怠けるな
ちゃんと働けよ
信用できない

病気の症状か、性格が変わったのか

うつ病になって長くなると、自分の性格がわからなくなってきます。いろいろなことから逃げているし、考え方もすべて後ろ向きになっているのです。

ものごとの見方

ものごとのありのままをみず、かたよった見方をしています。

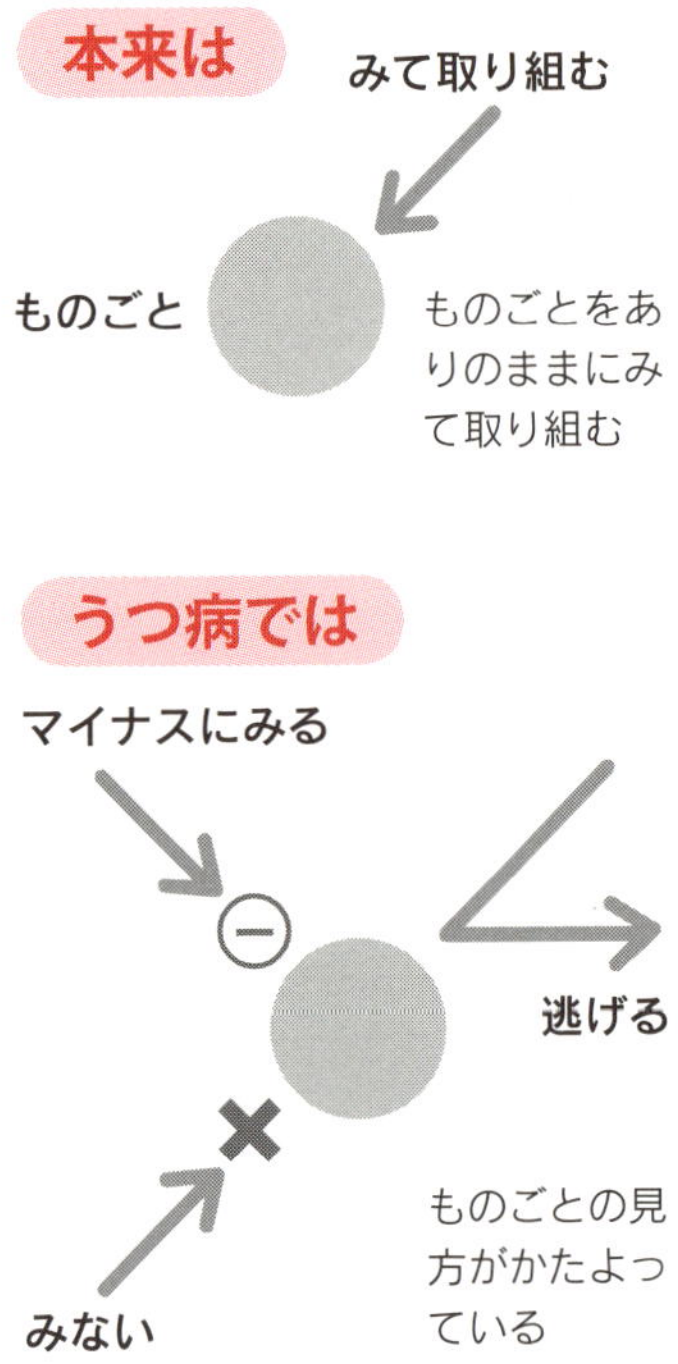
本来は
みて取り組む
ものごと
ものごとをありのままにみて取り組む
うつ病では
マイナスにみる
逃げる
みない
ものごとの見方がかたよっている

自分の性格がわからなくなる

うつ病で休養しているうちに、あらゆることから逃げている自分に気づきます。仕事から逃げ、学校から逃げ、家族から逃げ、病院へ行くことからも逃げます。

なぜそんなに逃げるのでしょうか。理由をよく考えてみると、そこに行けばきっと傷つくだろう、いやな思いをするだろうと、後ろ向きにとらえているからです。

本人は、もともと自分がそういう性格だったのか、病気によって性格が変わったのか、わからなくなっています。しかし本来はそういう性格ではなかったでしょう。病気のために性格が変わったようにみえるだけです。

本人の体験談

病気になったせいでなにもできないと思った

うつ病になってから、そうじやかたづけができません。家の中がちらかっていて、食事の後かたづけもせず、そのまま。なにもできない自分がいやでしかたがありません。

それも病気だからできないんだと思っていました。

でも、もともと自分はきれい好きだったのかと考えてみました。病気になる前は、普通にはしていましたが、お鍋を洗い忘れたこともあったし、脱いだ服をそのままにしていたかも。なんでも病気のせいだと思って、落ち込んでいました。

じょじょに気づく

　ものごとの見方のかたよりに気づくのは、そう簡単なことではありません。時間がたつうちに、気づいてくるものです。

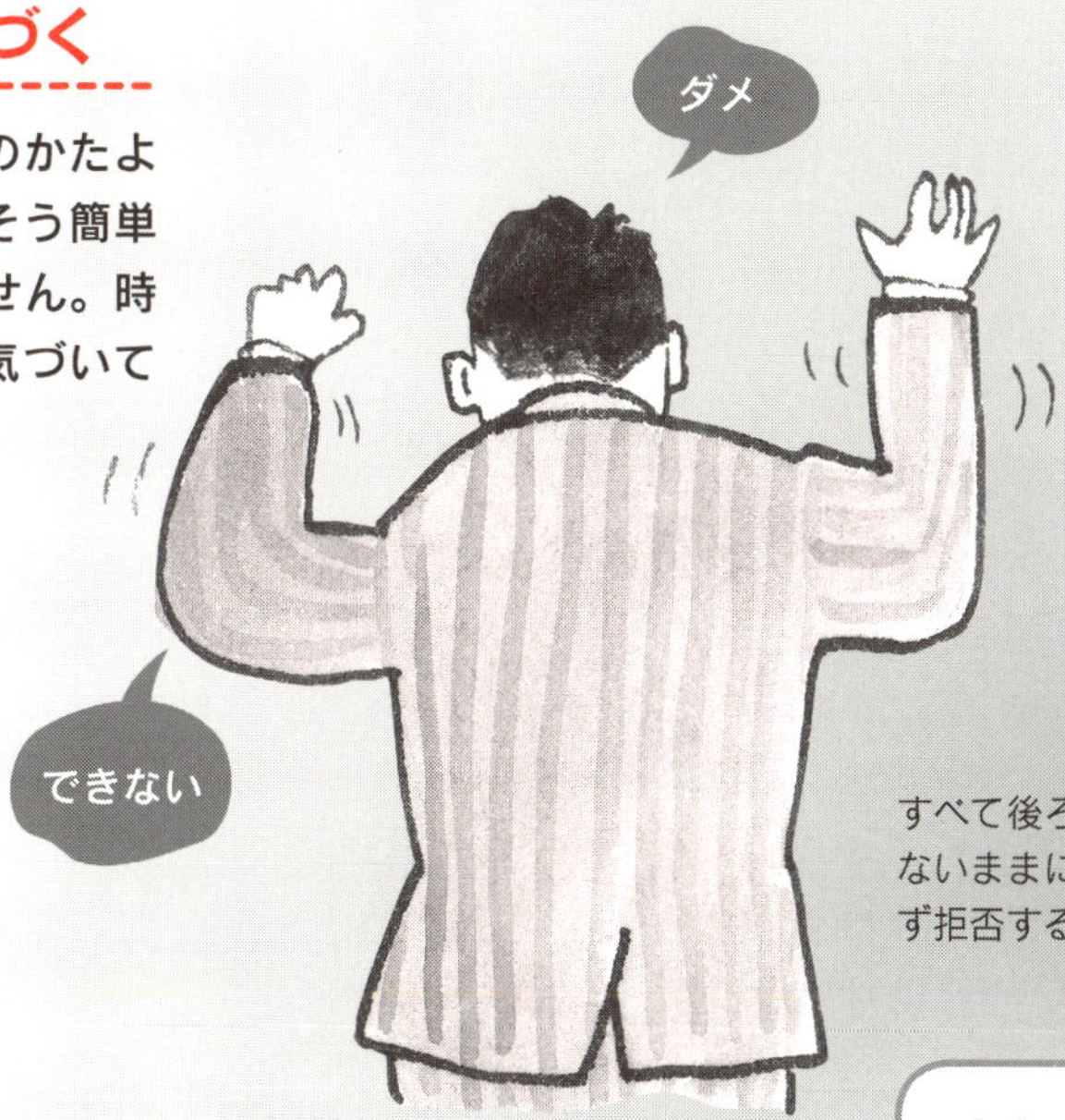
ダメ
できない

すべて後ろ向き。考えないままに、とりあえず拒否する。逃げる

病気から逃げている

　なにごとからも逃げていたら、たしかにいやなことからは逃げられますが、いいことがあっても出会えなくなります。

病気のせいだと気づく

　ものごとの見方がかたよっているのは、自分の性格のせいではなく、病気ゆえのことと気づいてきます。

病気であることをふりかざしてはいなかったか

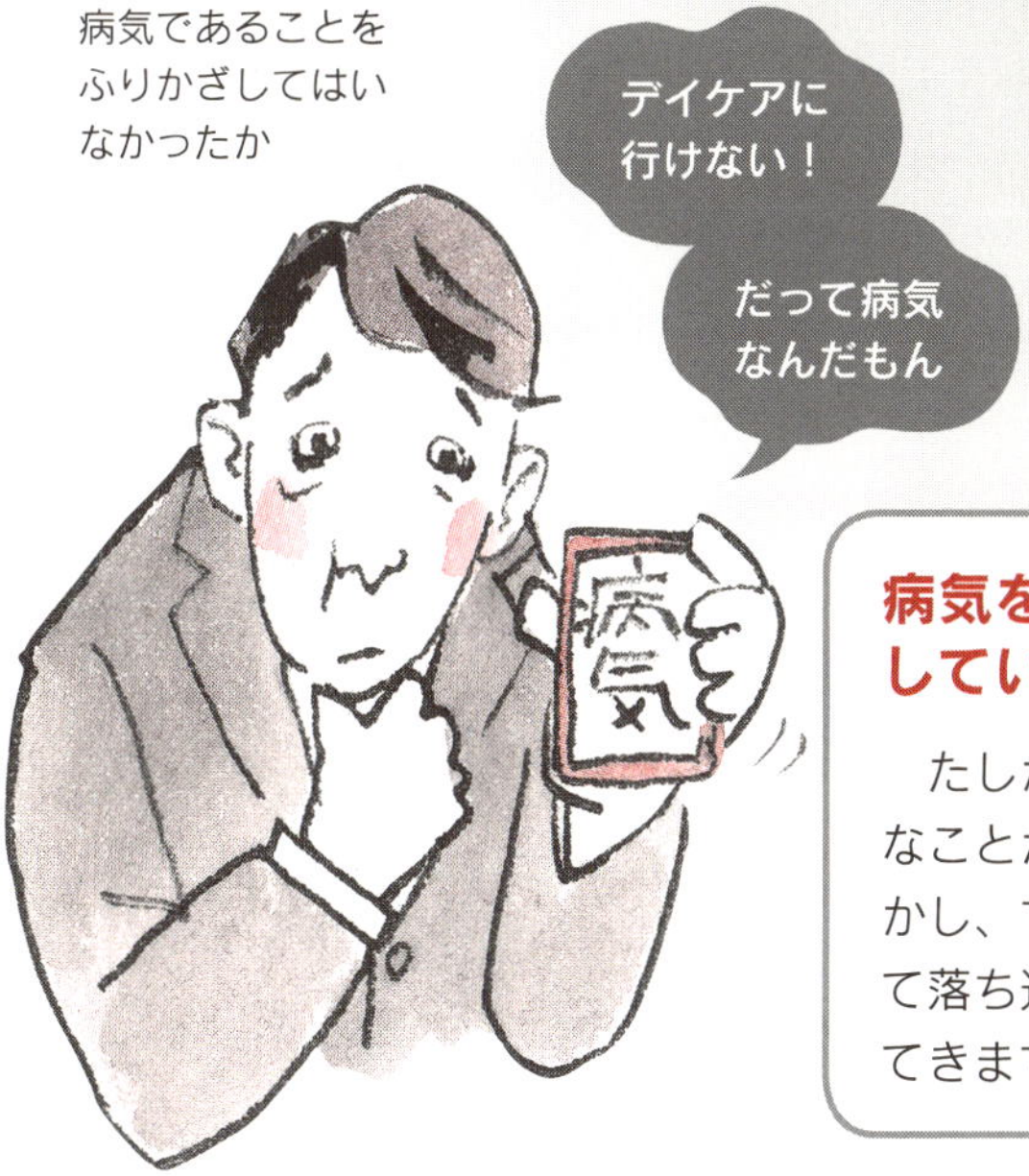
デイケアに
行けない！
だって病気
なんだもん
病気

病気をいいわけにしていたことに気づく

　たしかにうつ病だといろいろなことができなくなります。しかし、すべてを病気のせいにして落ち込んでいた自分に気づいてきます。

医師への訴え方がわからない

病気の回復のためには、医師とのコミュニケーションが大切です。それがよくわかっているからこそ、診察室でうまく話せない自分がいやになるのです。

どう話せばいいのかわからない

うつ病は長くかかる病気なので、受診は何度にもわたります。そのつど、経過報告や疑問点の解消など、医師としっかり話をしないと、薬だけもらって帰ることになりかねません。あとで、ああ言えばよかった、これを聞けばよかったと、落ち込むことになります。

医師がきちんと自分の話を聞いてくれているか疑問に思う人もいます。「どうですか」としか聞かれず薬をもらう。なんだか「処理」されたみたいだと感じます。

一方、医師は多忙ですが、「なんでも話してほしい。それが医師の仕事だ」と思っています。ささいなことと遠慮せず、率直に話してください。

うまく訴えられない

診察室で医師と話ができない理由は、人によってさまざまです。

- 先生が忙しそうなので、わるい
- 頭の中が混乱していて、なにを聞いていいかわからない
- 薬さえもらえばいい
- 早く家に帰りたい
- 私の悩みなんて言うほどのことではない
- 私の言うことを先生がわかってくれない、聞いてくれない
- 待合室に人がいっぱい。自分にだけ時間をとってもらえない
- わがままな患者と思われたくない

本人の体験談

よかったことを報告

医師への報告は、ついマイナスだったことになりがち。でも、よかったこと、できたことを努めて報告するようにしました。「二〇分ほど散歩ができた」「机の上をかたづけた」など。着実に回復しているようで、自分でも気分が軽くなりました。

メモを活用するのもいい方法

要領よく正確に伝えるためには、メモにまとめて医師にみせるといいでしょう。だらだらと書かず、箇条書きにするなど、みやすいように工夫します。

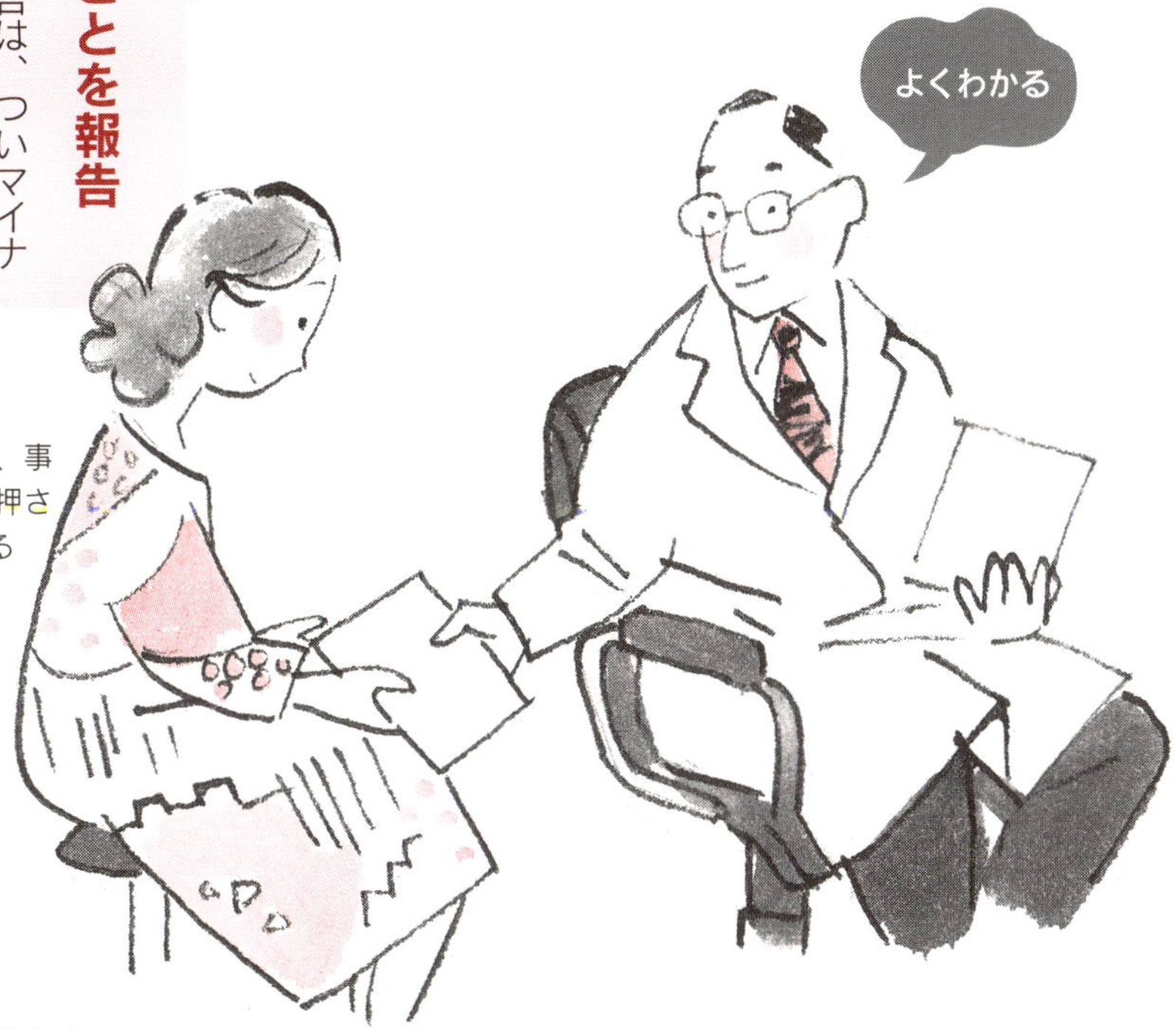

診察室ではまとまらない考えも、事前に用意しておけばポイントが押さえられるし、短時間で伝えられる

こんな相談先も

悩みを相談したり、疑問点を解消するには、医師に聞く以外にも、いろいろな方法があります。たとえば……

- 本を読む
- 住んでいる町の地域活動支援センターを利用する
- 電話相談を利用する
- 自助グループに参加する（P59 参照）
- ネット相談を利用する

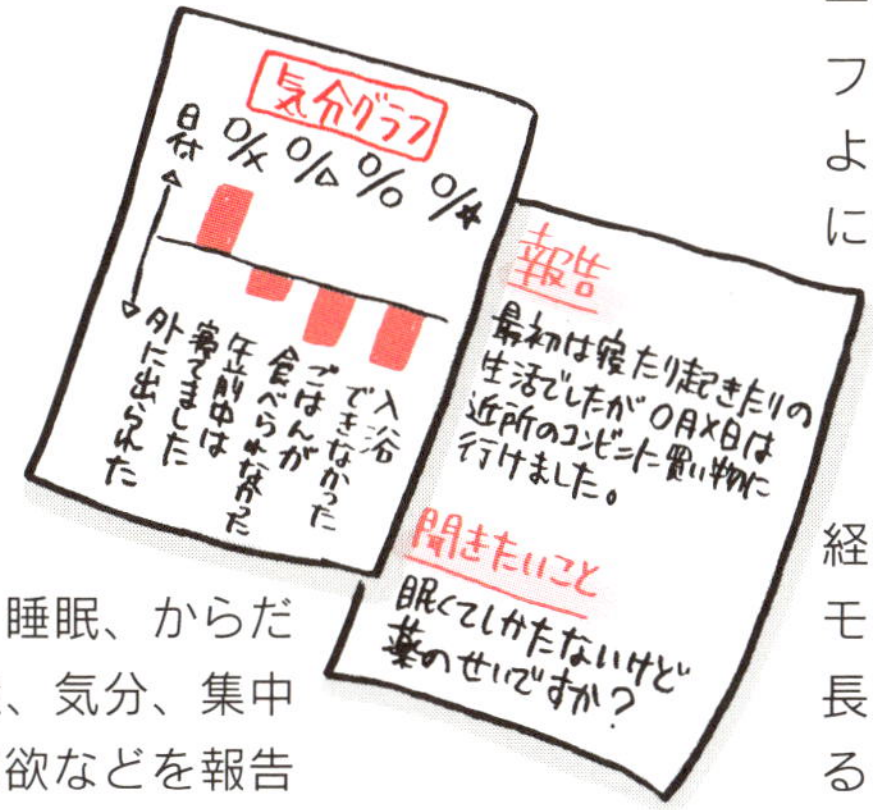

一日の気分を棒グラフにした。自分でもよくわかるし、医師にも一目瞭然《いちもくりょうぜん》

食欲、睡眠、からだの症状、気分、集中力、意欲などを報告

経過報告と質問をメモにした。それぞれ長く書かず、的を絞ることがコツ

大コラム

本人から医師へ伝えたいこと

言いたいこと、お願いしたいこと、感謝の気持ちなど。うつ病の患者さんが医師に伝えたいことはたくさんあります。

実際に患者さんが時間がなくて伝えられなかったこと、言いにくかったことのいくつかを、ここで紹介します。

家族に説明してくれてよかった

具合が悪くて家族に話もできなかった時期。私の病気について主治医が母に説明してくれたのでありがたかったです。父は母から聞き、病院からもらったパンフレットをみて、病気のことを理解してくれました。

ホームドクターには気づいてほしかった

体調不良でホームドクターに受診しました。検査をして異常がみつからず、疲れているのでしょうと言われましたが、そのとき、自分の受け答えが変だったはず。ホームドクターだからこそ、気づいてほしかったです。

あっさり言わないでほしい

医師は毎日多くの患者さんをみているので、うつ病ですね、と診断することに慣れていらっしゃるでしょう。でも患者にとっては人生が変わるほどの一大事。突き放されたようで、医師の言葉を冷たく感じてしまいます。

答えやすい質問を

「調子はどうですか」とか「どんな気分ですか」と聞かれても、「憂うつです」としか答えようがありません。「前回の気分よりも何割ぐらいよくなっていますか」などと、答えやすいようにたずねてくれるとたすかります。

訪問看護師に感謝

うつ病がひどく通院もできなかったとき、訪問看護師が来てくれていました。途方にくれるばかりで相談相手がいなかった私の話を聞いて医師につないでくれたことが、なによりもうれしかったです。

医師から患者さんに伝えたいこと

自分を責めないで

自分を責めても回復が早くなることはありません。自分はダメだという思い込みにとらわれ、それが呪文のように気持ちを暗くさせているのです。きっと以前の自分に戻れると信じて、焦らないでください。

説明を聞けなかった

診察室で主治医から病気や薬の説明をしてもらったのですが、そこにいることだけでつらくて、話を聞けませんでした。自分が具合が悪いときには、家族に付き添ってもらえばよかったのでしょう。

正直に答えてほしい

「眠れていますか」「食事はとれますか」。これらは基本的な情報を得るための質問です。薬が増えるかも、入院をすすめられたら困る、などと考えてごまかさず、正直に答えてください。むしろ、その疑念も話してほしいです。

家事も仕事のうちです

医師に一日の過ごし方を聞かれ、「朝起きて、洗濯物を干して、買い物に行って、昼ご飯のしたくをして」と言ったところ、「もっと社会との接点をもたなきゃダメ」と言われました。でもなんで？　家庭は社会の最小単位です！　家事を蔑視していませんか !?

○ 医師に言われてうれしかったこと

「よくここに来てくれたね」

初めての診察で。続けて「落ち着いたら病気についても説明します」と。ホッとしたと同時に、医師と気持ちが通じると思いました。

「治る病気です」

入院したときに医師からこう言われ、希望を感じたのを鮮明に覚えています。

「あなたが悪いわけじゃない」

本に書いてあった医師の言葉です。本を読む元気などなかったのですが、パラッと開いたところに書いてありました。目がくぎづけになりました。

× 悲しかったこと

「そんなこと言われてもねえ」

今思えばこころの病気にくわしくない医師だったのでしょう。「毎日つらいんです」という私の言葉が伝わりませんでした。人生相談するつもりはなかったのですが。

薬の正しい飲み方がわからない

薬への不安から、医師の指示どおりに飲まないと、かえってよくない結果につながります。薬への不安や心配は、率直に医師に伝えるほうがいいでしょう。

薬の飲み残し

薬を処方されても、不安や心配から、指示どおりに飲まない人は多くいます。

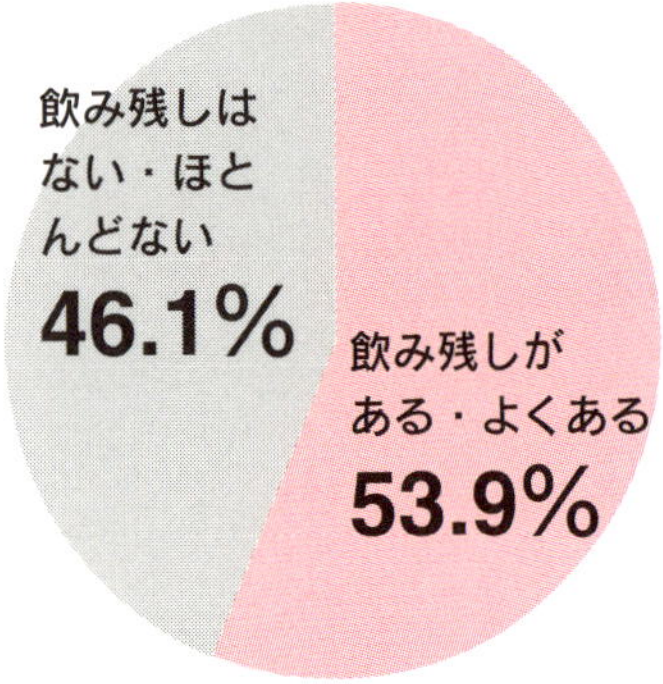
飲み残しはない・ほとんどない
46.1%
飲み残しがある・よくある
53.9%

服薬状態を調査するのはむずかしい。左の調査は精神科以外も含まれている。精神科だけでは、さらに残薬は多くなると見込まれる

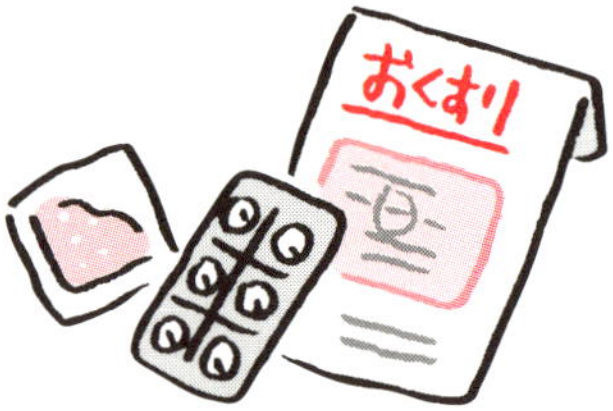
おくすり

日本調剤、2014 年調査。対象は 1021 名

副作用を心配し信用できない

精神疾患の薬に、不安や心配をいだく人は少なくありません。依存性の問題、副作用の問題、脳に働きかけるという難解さなど。とりわけ、副作用で苦しむかもしれないと思うと、薬を飲むことを躊《ちゅう》躇《ちょ》してしまいます。

しかし、医師の指示どおりに薬を飲まず、そのことを医師に伝えないと困ったことになります。

医師は薬が効かなかったと判断し、量を増やす、別の薬を追加する（多剤併用）、別の薬に替えるなどするからです。すると「こんなに薬を飲んでいいのか」などと、不安や心配がさらに増すことに。悪循環に陥ってしまいます。

増量・多剤の悪循環

患者さんが、薬への不安から処方どおりに飲まないと、かえって薬が増えることになりかねません。

患者　**飲まない**

飲み方を自分で判断する

患者　**言わない**

医師　**効かない？**

医師　**新たな処方**

医師から

抗うつ薬はすぐに効き目が現れません。その間に副作用が出て飲むのをやめる人もいます。なかにはまったく副作用が現れていなくても、不安から、飲まない人もいます。処方どおり飲みたくない場合や、薬への不安、疑問は必ず医師に伝えてください。

薬への思い

うつ病の薬を信頼して飲めるかどうか、患者さんそれぞれに言い分があります。

心配

薬が自分に合っているか不安

薬じたいがからだに負荷をかけている

ＳＳＲＩ（選択的セロトニン再取り込み阻害剤）の副作用を報道で知ってこわくなった

薬のせいで性格が変わりそう

いつまで飲めばいいのか

脳内物質に働きかけると言われても、実感がわかず不安

本人の体験談

我流の飲み方で悪化

薬について説明がなかったのか、あっても聞いていなかったのかわかりませんが、調子が悪いときだけ飲めばいいと思っていました。そのうち、具合が悪いときに薬を飲んでも効かなくなり、症状が悪化してしまいました。

信頼

薬を飲むと楽になる

薬を飲まないと調子を崩す

最近の睡眠薬は依存性がないと聞いた

本人の体験談

医師と相談し効果アップ

抗うつ薬を朝１錠と処方されました。たしかに気分は楽になるのですが、副作用のせいか眠くてたまりません。医師に相談したところ、夜１錠に。翌日も気分は重くならず、眠気もなくなりました。

キーワード

アドヒアランス

治療の指示を守ること。そのためには、患者も治療方針の決定に積極的に参加することが大切です。薬についても疑問は確認し、要望があったら医師に伝えます。

再発することがあると知っていたが

うつ病の知識がじょじょに広まり、再発することがあると知っている人は増えています。しかし知っていても、実際に再発したときはショックです。

無理をすることは再発のリスク

うつ病は苦しい病気ですが、再発も、苦しさのひとつです。治療の効果が少しずつ現れ、明るさを取り戻しつつあるところに再発するからです。もう一生治らないのではないか、とまで落ち込んだり、薬が増えると心配になったりします。また、人によっては、再発したと気づかないことも。

再発予防のためには、無理をしないことが重要です。「なんでも完全にしなくては」「人に迷惑をかけないようにしないとならない」とがんばりすぎないように注意しましょう。

再発率

再発率は50～85%といわれるが、はっきりとした再発率は不明

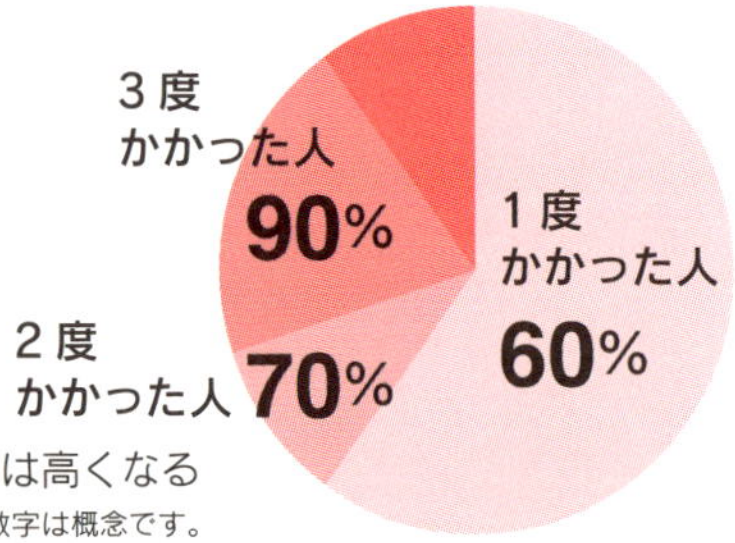
3度
かかった人
90%
2度
かかった人
70%
1度
かかった人
60%

再発をくり返すほど、再発率は高くなる

グラフ内の数字は概念です。

本人の体験談

知識があったので不眠で再発がわかった

再発する病気だと知っていたし、まさに病気の経験から、自分で再発に気づく自信がありました。残念ながら予想どおりの展開に。

最初に発病したとき不眠から始まったので、また眠れなくなってきたとき、これは再発したなと気づいたのです。すぐに薬物療法を再スタートさせたので、重症にならずにすみました。

本人の体験談

治ったと思ったら躁状態になっていた

うつ病の薬を飲んで3年。ほぼ回復したかなと思っているうちに、気分爽快になってきました。自分では「うつ病が完治した、これでバリバリ働ける、オレに任せとけ」とまで考えたほど。でも、少々おかしいと感じたのです。医師に言ってみたら、躁《そう》状態とのこと。うつ病だと思っていたら、双極性障害だったのです。これもひとつの再発例でしょう。

再発に注意

再発したかもしれないと思ったら、早めに受診しましょう。ほうっておいたら、悪化する一方です。

症状の変化

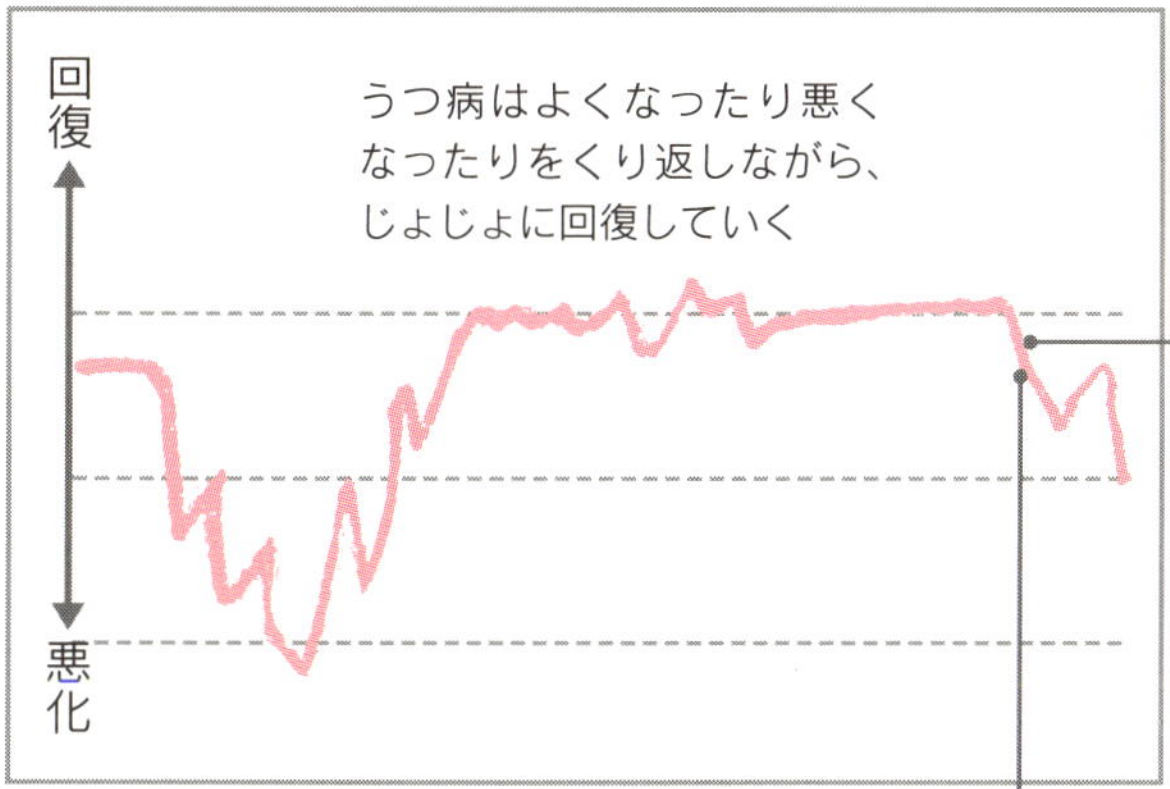
回復
悪化
うつ病はよくなったり悪く
なったりをくり返しながら、
じょじょに回復していく

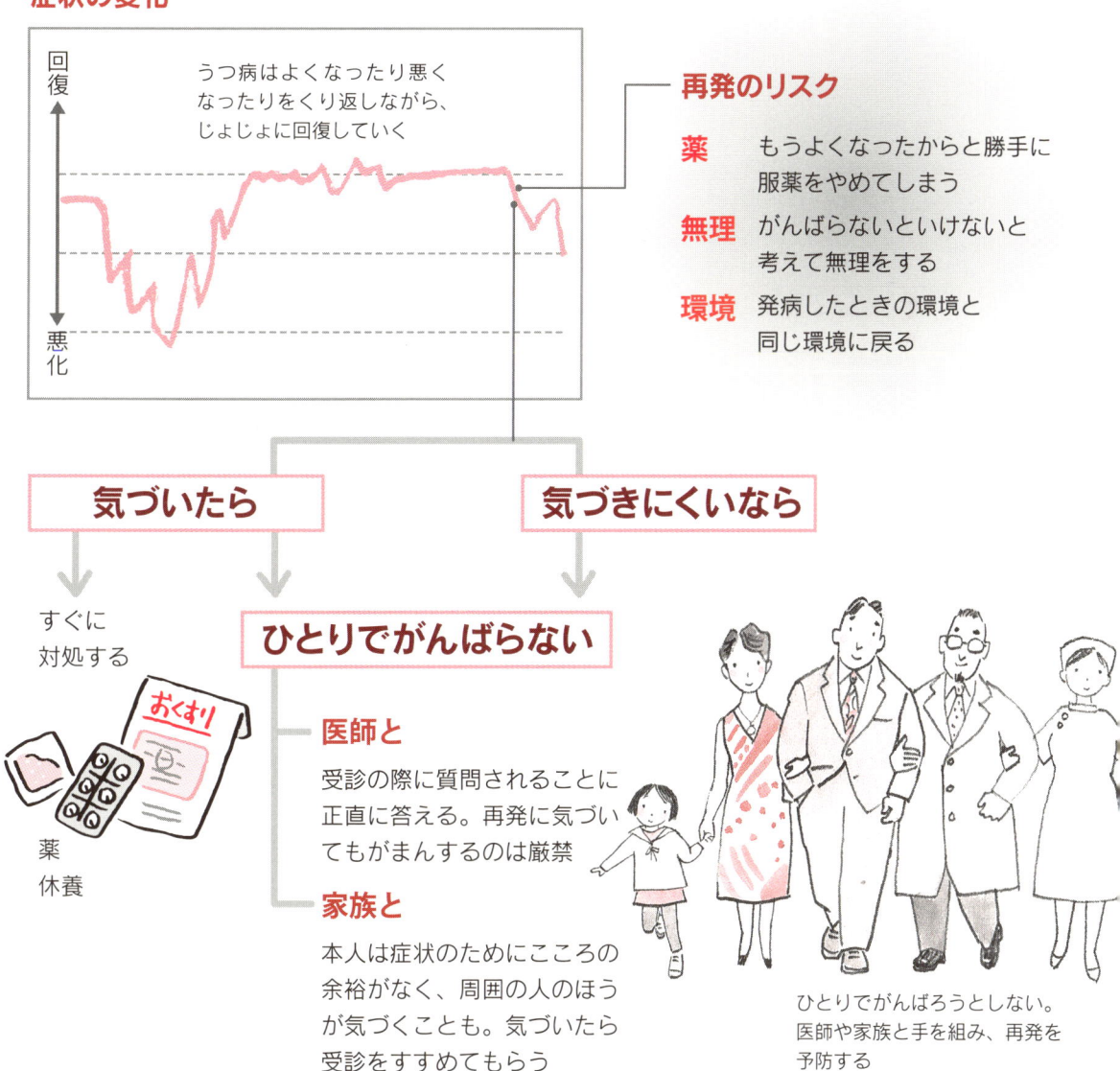

再発のリスク

薬 もうよくなったからと勝手に服薬をやめてしまう

無理 がんばらないといけないと考えて無理をする

環境 発病したときの環境と同じ環境に戻る

気づいたら

気づきにくいなら

すぐに対処する

おくすり

薬
休養

ひとりでがんばらない

医師と

受診の際に質問されることに正直に答える。再発に気づいてもがまんするのは厳禁

家族と

本人は症状のためにこころの余裕がなく、周囲の人のほうが気づくことも。気づいたら受診をすすめてもらう

ひとりでがんばろうとしない。医師や家族と手を組み、再発を予防する

自殺企図

今がどん底。もっともつらいとき

治療が始まってもすぐによくなるわけではありません。つらさのあまり、自殺を実行してしまう人もいるので、注意が必要です。

どん底は、急にはやってこない

病気を発症したばかりのときには、苦しさやつらさでこころがいっぱいで、今、自分がどんな状態にあるのか、わからないことがあります。

自分の状態をある程度客観的にみられるようになるのは、少し時間が経ってきたときです。今までの生活を失い、病気のためになにもできず、将来の展望がない。こうしたことに悩み、さらに落ち込んでしまう人もいます。

落ち込んでいる期間は人によりけり。数カ月でよくなる人もいれば、何年も続く人もいます。焦らないで治療を続けることが大切です。

治療開始後、さらに気持ちが落ち込んだ人は、このように感じたといいます。

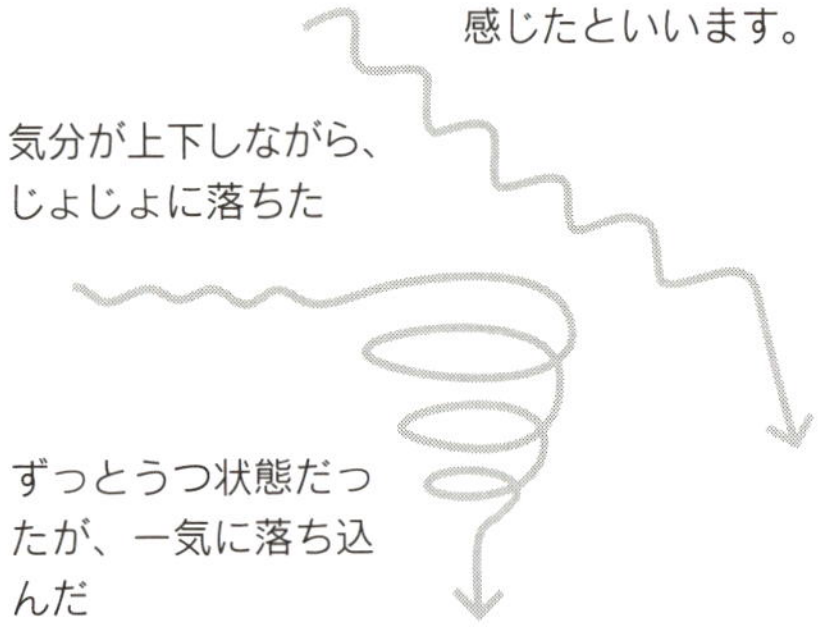

気分が上下しながら、じょじょに落ちた
ずっとうつ状態だったが、一気に落ち込んだ

自殺を実行してしまうことも

発病したばかりのころを急性期といい、症状が長引いているときを慢性期といいます。

本人は発病したころからずっと「死」が頭にあり、どの時期でも行動に移す危険があります。症状がよくなってきても「死」への思いが抜けないことがあるので、家族や周囲の人は、注意が必要です（52ページ参照）。

本人の体験談

無意識のうちに線路を歩いていた

うつ病と診断され、薬を飲んで寝るだけの日々が、私にとってのどん底でした。再発をくり返し、三年にもわたっていました。もしかしたら私の病気は一生治らないのかもしれないと、絶望的な気持ちでした。

ある日、ふと気づくと家の近くの鉄道の線路の上を歩いていました。朝、家族が起きてくる前に、家を出たらしいのです。電車の引き込み線だったので、ことなきを得ましたが、そのときのことは自分では覚えていません。私を捜していた家族がみつけてくれて、お母さん！　とかけよってきたので、我に返ったのです。胸がつぶれるほど心配させてしまいました。

3

家族

見守るって どういうこと

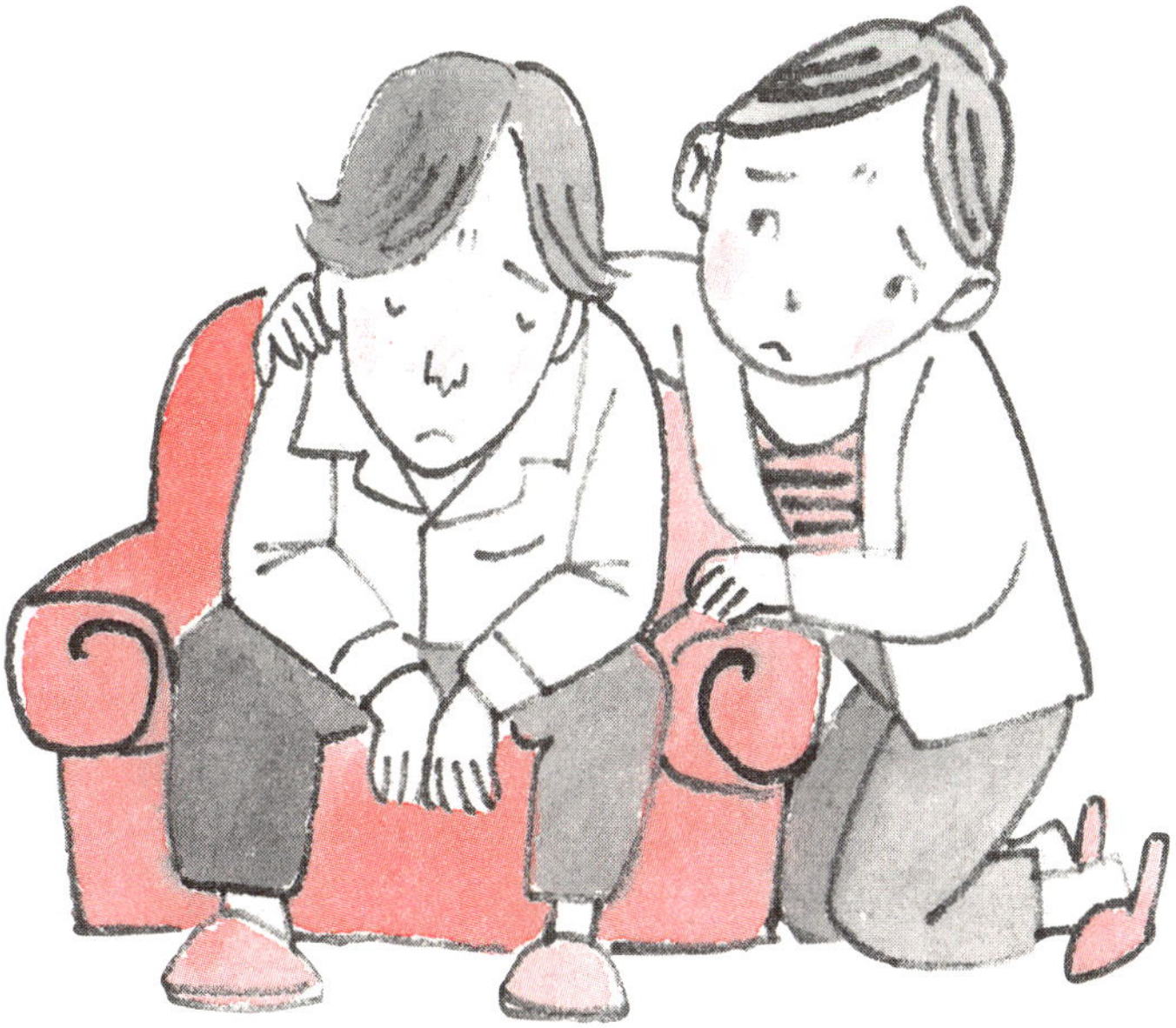

励ましてはいけない、
がんばれと言うなと、
知ってはいても、
では、どう言えばいいのか、
具体的になにをしてあげられるのか
家族は戸惑うばかりです。

「励ます」以外にどうすればいい？

うつ病の人に「がんばって」と言ってはいけないという知識は広まっているようです。しかし、それに代わる言葉をみつけられず、家族は戸惑います。

家族の気持ち

よかれと思ってすることが、本人に通じなかったり負担になることも。心配の表し方はむずかしいようです。

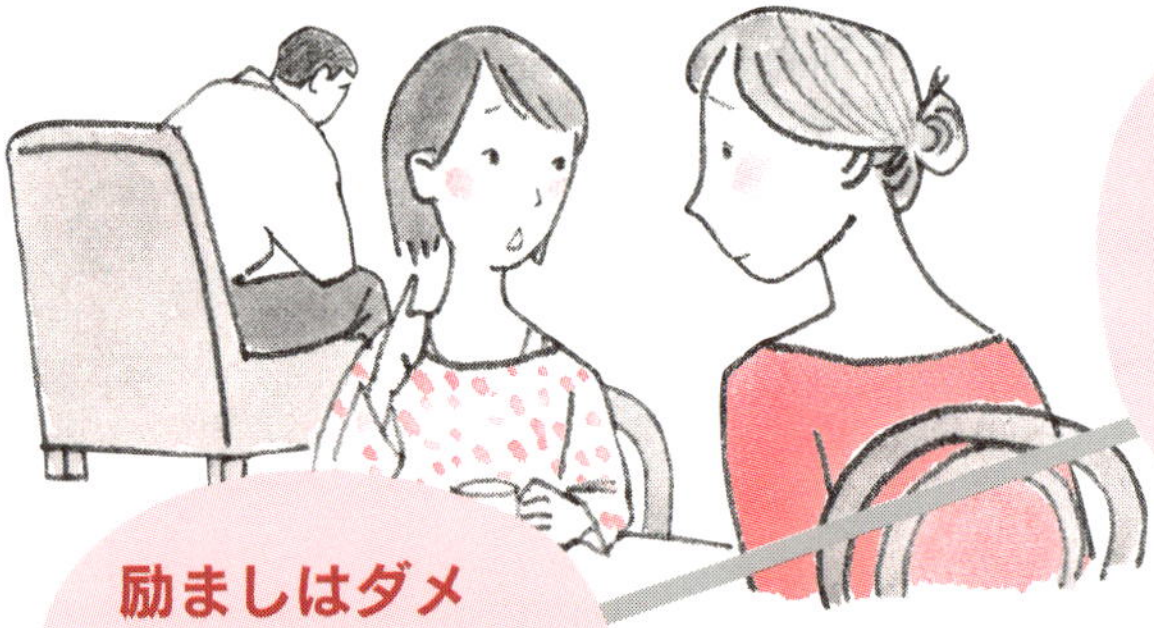

笑顔がなく暗いので、家族はどうしたのかと心配

気づく

どことなくようすが変だと思っているうちに、これは普通ではないと確信する

励ましはダメ

がんばれと言わないようにと、家族どうしで確認しあう

気をもむ

からだの病気と違い、看病の方法がわからない

「散歩でも……」

毎日暗い顔で過ごしているので、気分転換をすすめる

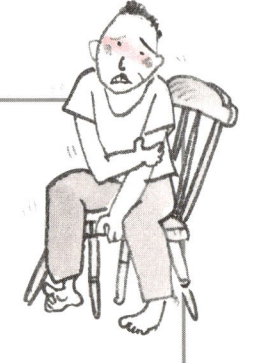

じつは

本人にしてみれば、「○○でも」という程度のこともできないのか、とつらくなります。風邪をひいている人に薄着をすすめるような言葉だと感じる人もいます。

なんと言っていいかわからない

「うつ病」と診断されてからは、家で療養することになります。いっしょにいる家族は心配し、なんとか励ましたいとは思いますが、それはいけないことのようです。でもその代わりに、なんと声をかけたらいいのか、わかりません。

一方、家族がうつ病と診断されたときの受け取り方は、人によって違います。あまり知識がないためか、命にかかわる病気ではなさそうだと安心したり、しっかりしろと叱る人もいます。

家族の体験談

病人でいるよう励ました

主人がうつ病になったとき、励ましはいけないといいますが、私は励ましました。「中途半端にせず、しっかり休んで。今のあなたは病人なんだから」と。元気になるよう励ますのではなく、逆説的かもしれませんが、病人でいるよう励ましたのです。

無理に話しかけるより、近くにいて見守るだけでもいい。本人は自分のことで頭がいっぱい

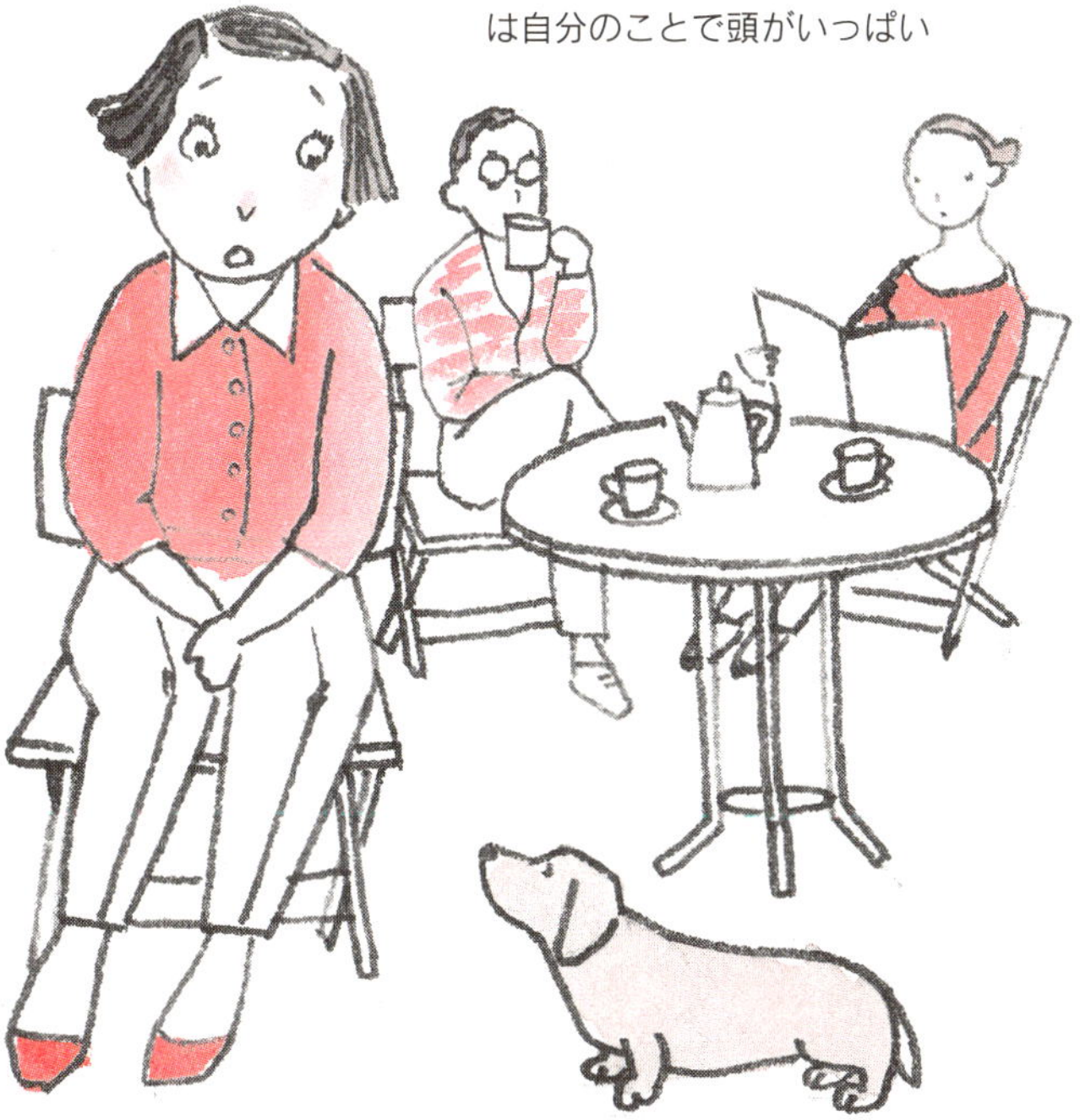

なにも言えない

なんと言っていいかわからないので、話しかけなくなる

しつこく言う

本人は返事もしない。よほど暗い気分なのかと何度も散歩をすすめる

無理をさせる

じつは散歩など行きたくないので、しぶしぶ出掛けることになる

悪化する

気分転換をするには時《じ》期《き》尚《しょう》早《そう》だった

心配からの言葉だが

本人にしてみれば、しつこく言われているように感じます。○○程度のこともできないのか、と責められているようにも思います。

本人は申し訳なく思っている

家族に「悪いな」と思っているし、自分でも情けないので、「じゃあ」などと言って期待に応えようとします。

自分の心身の健康をしっかり保たないと

うつ病になった人の話を聞くことが家族のつとめだと思っても、それはなかなか大変です。家族にとって、心身のストレスになることは否めません。

抑うつに巻き込まれないで

いつもいっしょにいる家族に、うつ病の気分が「うつる」ことがあります。話を聞いたり、想像したりするうちに、本人と同じような気分になってしまうのです。

また、家族のだんらんなどできないし、行楽もなし。ふだんの生活でも大きな音をたてないように気をつかいます。赤ちゃんはいつまでも泣かせないよう、子どもがいれば騒がないよう、注意しなくてはなりません。病人が働いている人なら、昼間から家にいることで世間の目が気になります。

その状態が何日も何カ月も続くのです。家族が疲労困憊《こんぱい》してきても無理はありません。

同調する

相手の気分を想像するうちに、自分も同じような気分になることがあります。気分の「同調」といいます。うつ病では、夫婦間での同調が多いといわれます。

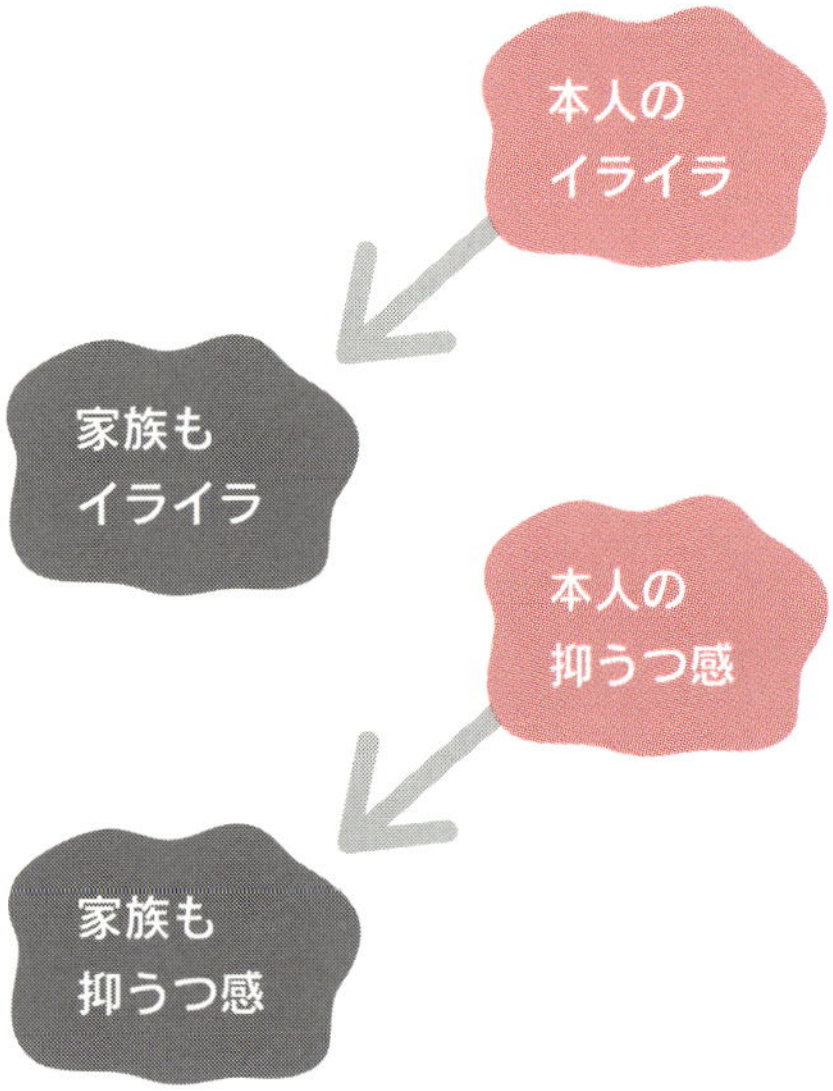
本人の
イライラ
家族も
イライラ
本人の
抑うつ感
家族も
抑うつ感

まるで空気感染するかのよう

本人に心配や非難をぶつけないで

家族は心配して言っている言葉が、本人には負担になることがあります。心配からの言葉は、小言や批判にもなりやすいからです。

心配から小言や批判をしすぎる状態を高EEといいます。EEは感情表出という意味で、家族が高EEであるほど再発率が高くなるというデータもあるほど。「しっかりしろ」という叱責だけでなく、「なにもしなくていいよ」というかかえこみも、高EEのひとつのかたちです。

低EEにするには、批判的にならないこと、家族がかかえこみすぎず、できることは本人にまかせることです。温かく落ち着いた態度が、家族には求められます。

家族の体験談
大きい子どもだと思った

夫がうつ病になったとき、病気のせいで、食事も入浴も世話が必要。反対意見を言わず話を聞かないとなりません。

正直、腹が立ちましたが、私の顔に出ていたのでしょう。「こわい顔してる」と言われました。そのとき「まるで大きい子どもだ」と思いました。そう思えばいいのかと気づき、以来、ソフトな接し方ができています。

身体的にも疲れている

一所懸命に看病していて気づかないかもしれませんが、疲れがたまっているはず。身体的には無理をしていないと思っても、気疲れは全身に影響します。家族は自分の体調にも注意したいものです。

本人の暗さに影響され、家族も気分が落ち込んでしまう

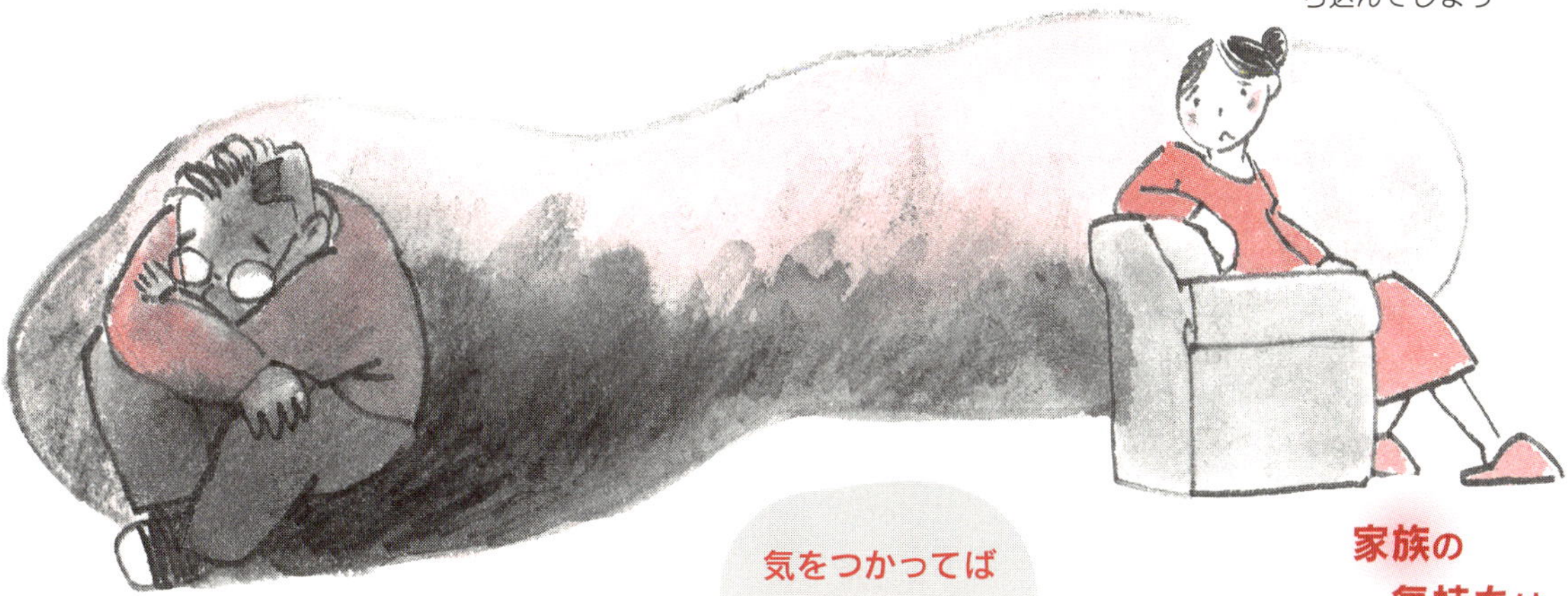

家族の気持ちは

- 気をつかってばかりで息苦しい
- 世間の目が気になる
- 実家の親に言えず、うそをついているようで気がとがめる
- うつ病の人をみているのが、いたたまれない
- ひとりでかかえきれず、つらい
- うつ病の人の言うことがぐちばかりで、家中が暗くなる
- なぜかイライラしてしかたがない
- あらゆることをがまんしなくてはならず、欲求不満

目を離さず「温かい無視」を

うつ病では、多くの人が「死」を考えます。最悪の結末として自殺もありうるのです。家族は、「温かい気持ちをもって無視する態度」が理想です。

うつ病による自殺

「平成21年中における自殺の概要資料」警察庁

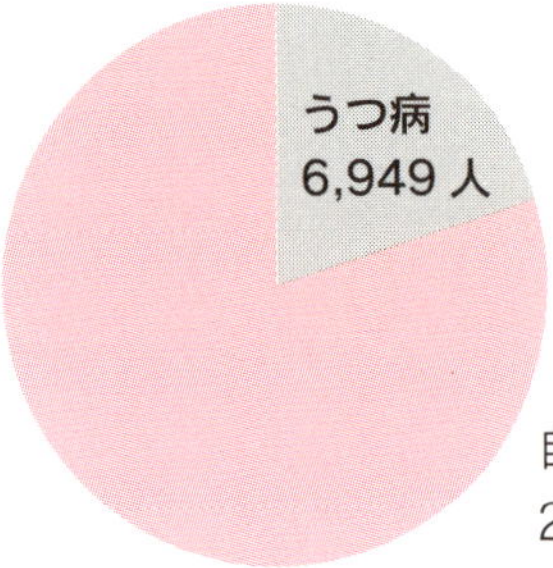
自殺者　32,845人
うつ病
6,949人

自殺者全体の約20%はうつ病が原因とされる

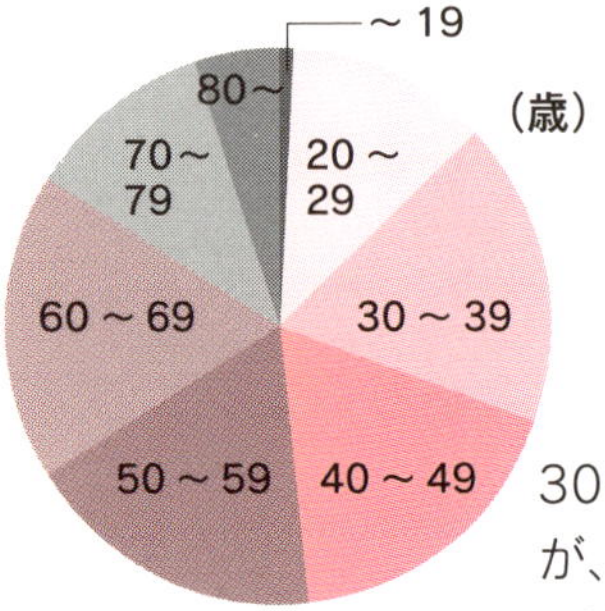
～19
（歳）
20～29
30～39
40～49
50～59
60～69
70～79
80～

30～60歳代が、それぞれ18%と同率

最悪の事態を避ける注意を怠らない

自殺は心配ですが、家族が四六時中そばについているのは、お互いに負担になります。少し離れたところから、見守ってください。今どのようなようすか、なにをしているかを、視界の端にとらえておくような感じです。

自殺を考えているのか本人に聞きたいけれど話題にしたら引き金になりそうだと、家族や周囲の人は考えてしまいます。

そうしたときには、なにか手伝えることがないかどうか、聞いてみてください。「生きているのがつらいと思う?」など、端的かつ真剣に聞いてみてもいいでしょう。本人は助けてほしいと思っているからです。

本人の体験談

妻の声でハッと我に返った

新婚間もないころでした。深夜帰宅が続くほど仕事が忙しかったためか、うつ病になってしまいました。やむなく家にいたのですが、死ぬことばかり考えていました。ある日、自分でははっきり自殺と意識しないまま、フラフラとマンションのベランダに出て、手すりを乗り越えようとしていました。

そのときちょうど買い物に行っていた妻が帰宅。「ただいま」と明るい声が聞こえてきたのです。ハッとしました。自分でもなにをしていたのだろうと、驚きました。妻の声が聞こえなかったら、どうなっていたか。うちは六階です。妻の存在が最後の砦《とりで》になったと思います。

注意したこと

自殺の兆候がないか、本人のようすに注意をしつつ、自殺につながらないよう、室内にも気を配ります。

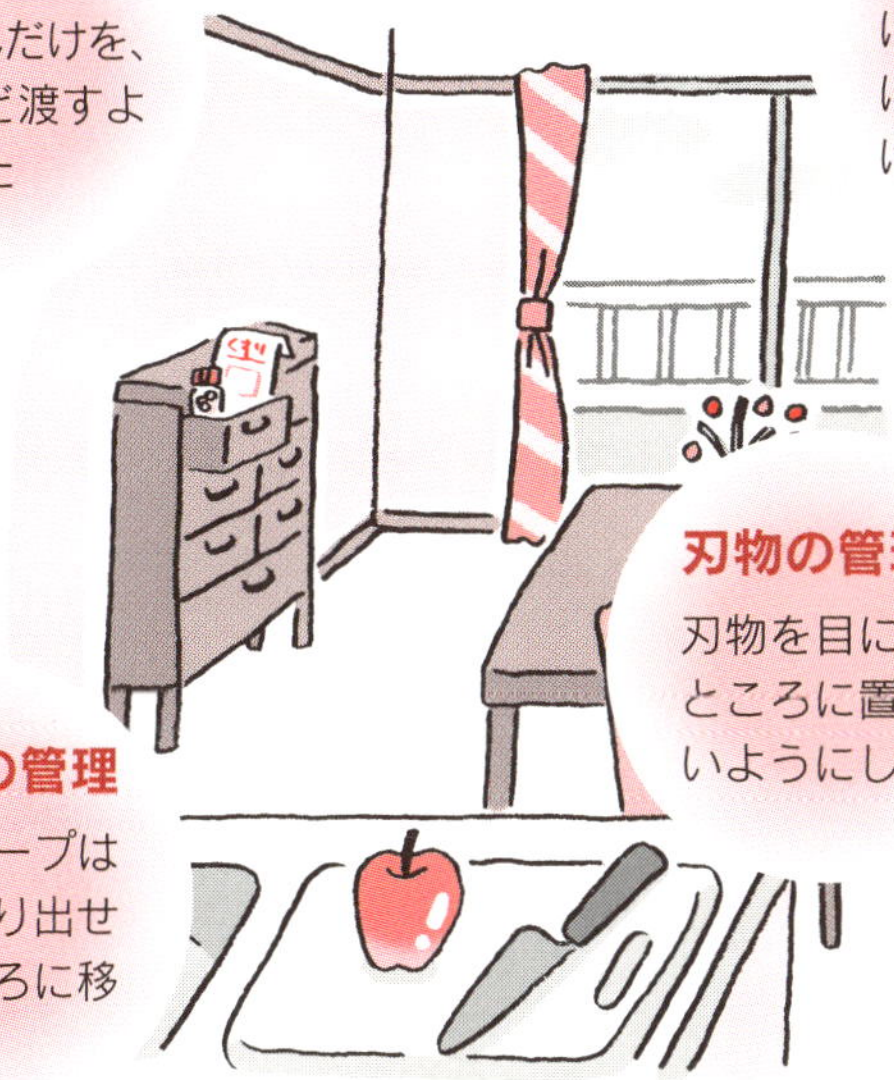

薬を管理

1回ぶんだけを、そのつど渡すようにした

かぎをかける

無意識にベランダに出られないように、常にかぎをかけておいた

刃物の管理

刃物を目につくところに置かないようにした

ひも類の管理

ひも、ロープは簡単に取り出せないところに移した

兆候

- 酒量が増える
- 治療を中断する
- ささいなことでトラブルを起こす
- 連絡なく失踪《しっそう》する
- 職を失う
- 居場所がなくなる
- 本人の大切なものを失う
- 重症なからだの病気になる
- 自殺を口にする

もしも 失敗すると

家族も自分を責めてしまう

自殺を防ぐことができないと、家族は自分のせいだと悲しみます。客観的にみて家族にはどうしようもなかった場合にも、なんとかできたはずと嘆きます。

その悲嘆は一生続くことも。本人のためにも、家族のためにも、自殺の予防は大切なのです。

自殺が心配なときの相談窓口

家族が電話やネットで相談することもできます。各地域に設けられています。いざというときのために、ホームページで連絡先を確認しておきましょう。

- 労働者健康安全機構
  https://www.johas.go.jp/
- いのちの電話
  https://www.inochinodenwa-net.jp/
- こころの耳（厚生労働省）
  https://kokoro.mhlw.go.jp/
- うつ病と不安の病気の情報サイト
  https://archive.ph/tel4u
- MDA-JAPAN
  https://www.mdajapan.net/

（2022年5月）

うつ病を学び、家族どうしが助け合う

これからどのようにうつ病の人といっしょに暮らすか、考えると気が重くなってきます。それを打破するのが、知識と仲間。援助を求めましょう。

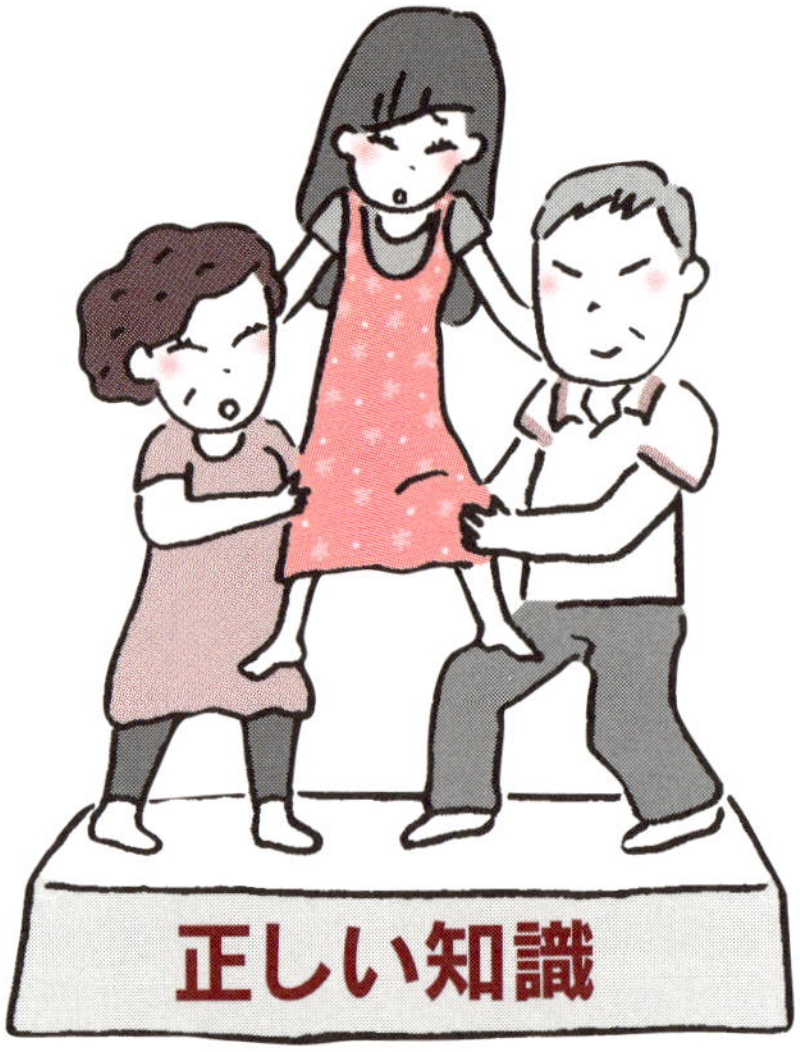

しっかりとした知識を土台にして、周囲の協力や仲間を得れば、うつ病の家族を支えていける

ひとりでは支えきれない

家族がひとりで奮闘することが、愛情ではありません。これから長い療養生活になることを覚悟し、応援を頼んだほうがいいのです。

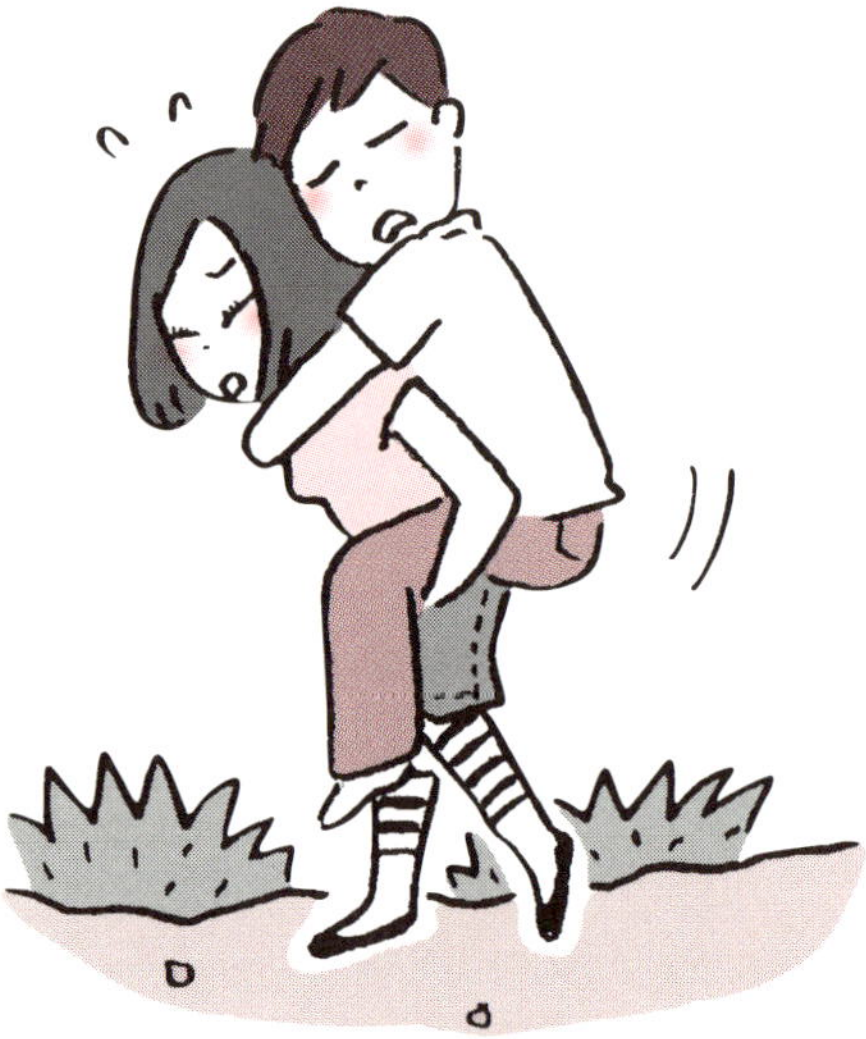

知識も応援もなければ、家族への思いだけで支えようとしても無理。共倒れになりかねない

気持ちだけでかかえこまないように

病人の前で暗い顔をみせないよう、無理に笑顔でふるまったり、元気そうにみせたり。それも限界があります。外に出て、友人とおしゃべりしたり、同じ立場の家族と話し合いましょう。

家で苦しんでいる人がいるのに、自分だけ楽しんだら悪いと感じる人もいるでしょう。しかし、家にいて病人をかかえこむことがいいとはいえません。家族のこころの健康が保たれないと、支えることはできないからです。たまには友人に会ってぐちを言ってもいいのです。

ただし、病気の知識については、友人の意見より、主治医に聞くほうが確実です。

理解のために

学ぶ

うつ病とはどのような病気か、社会的にどのような支援があるのか、家族はどう対応するのがいいかなど、正しい知識を得る。口コミやネットの情報は間違ったものもあるので、要注意

自分で学ぶ方法

本、ネット
自助グループ
専門家の講演を聞く

病院でも学べる

医師に聞く
患者・家族の会

よくみる

今なにができてなにができないか、本人に聞いてみる。そのうえで、できることに注目し、できることをやってもらう。本人の自己肯定感も上がる

できること

服をたんすにしまう
電球のとりかえ
ゴミ出し
歯磨き

できないこと

風呂に入る
そうじ機をかける
ふとん干し
電話に出る

正しい理解

家族の体験談

職場に言うか迷った

妻がうつ病になったとき、自分の職場には言いにくかったです。でも、早退や遅刻が続き、不審な目が。迷いましたが、よく考えれば一五人に一人がうつ病になる時代。だれもが「明日は我が身」なのです。家族がうつ病だと言うことは、はずかしいことでないと、気持ちがふっきれました。おかげで看病に有給休暇を申請したときも、職場の協力が得られました。

家族の体験談

本が役に立った

息子がうつ状態だったとき、病気に関する本を片っ端から読みました。これが理解を深める大きな一歩だったと思います。

ご家族は、ぜひうつ病に関する本を一冊読んでほしいと思います。イラストが多く、医師向けではない本がおすすめです。

本人がつらさをぶつけることもある

病気が長引くと、本人はいらだちが募り、家族に暴言を吐くことがあります。言われるほうは、一所懸命看病しているのにと、悲しく、腹立たしい気持ちです。

まともにぶつかることも

ひどいことを言うのは病気のせいだと考えるようにしても、がまんには限度があります。言い掛かりのように感じられると、言い返さずにはいられません。自虐的なことを言われると、なんと返事をしていいか困ってしまいます。

ある程度はテクニックが必要

いらだちをぶつけられたときには、感情的にならず、対応テクニックを駆使します。コツは反復確認し共感すること、主語を「私」で答えることです。ほかの人がどうしているかが参考になるので、家族の会などで話してみます。

家族の体験談

あのときの言葉今も後悔している

夫があまりにもぐちばかり言うので、「そんなにぐずぐず言う性格だから病気になったのよ」と言ってしまったことがあります。本人を否定する言葉だと気づき後悔しましたが、そのままに。

今さらあやまっても思い出させるだけかもしれないと黙っていました。でも、「病気で夫婦の問題が明らかになっただけ。むしろ今が修復のチャンス」とアドバイスされたのです。

そこで、「病気のときは私もつらかった、ごめん」とさりげなく言ってみました。夫は「?」の表情でしたが、私の気がすみました。

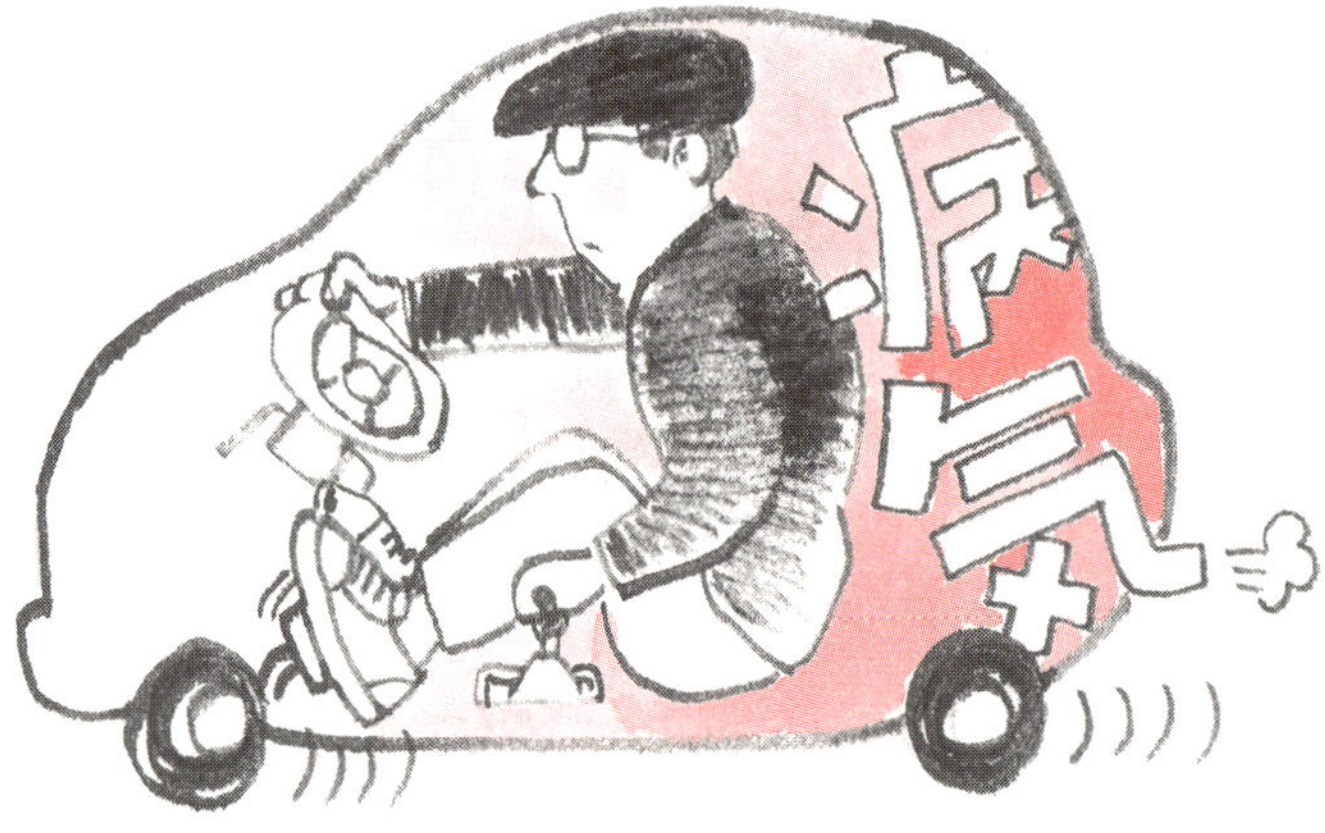

本人はうつ病という車にふりまわされていると考える。それは家族も同様。運転は我流ではできない。本人も家族も運転テクニックを身につけることが必要

あたられたときのテクニック

最初はまともにぶつかることもありますが、じょじょに付き合い方がわかってきます。

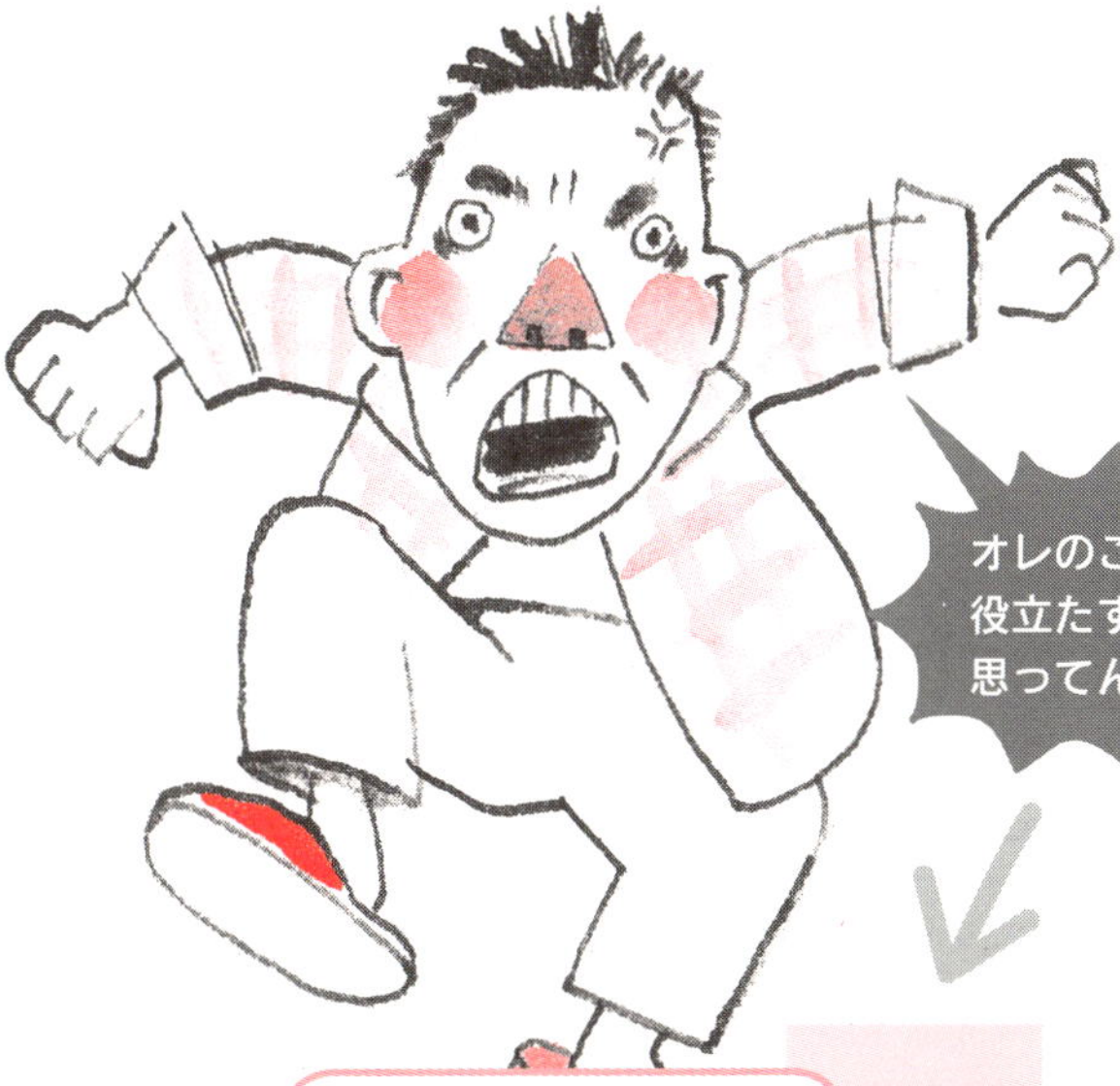

オレのこと役立たずと思ってんだろっ！

じつは、こんなことを言ったらまずいなと思っている

理想コース

反復
「自分のこと、役立たずだと思っているのね」

そうだよ

共感
「それはつらいよね」親身に言う

主語を私にする
「私はあなたの○○がいいところだと思っている。○○は私にとって、役に立っていると思うよ」

３段階のテクニックを身につけることを意識する。意識するだけで、現在の状況を客観的にみることができるようになる

現実コース

そんなことないよ

励ますつもりで言ったけれど、じつは、相手を否定していることになる

↓

うそつけ！　オレの顔なんか見たくもないんだろっ！

そんなことないってば

↓

バトルに発展

↓

できれば……
後からでもいいので、「さっきはごめん、つらいよね」とあやまっておきたい。相手も「オレのほうこそ、ごめん」と答えてくれるかもしれない

病気に、本人に、よりそってほしい

心配をそのまま口にしたり、憶測《おくそく》で言ったりするのは、本人を不安にさせるだけ。本人がほしいのは、説教やアドバイスより理解者です。

家族へのお願い

言われるとつらかったり、不安になったりすることがあります。しかし、本人から「そんなこと言わないで」とは、なかなか言えません。以下は本人から家族へのお願いです。

治療について

怪しげな治療法をすすめないで

効果のほどが定かではない民間療法をすすめられても困るだけ。怪しげな宗教の祈禱師《きとうし》をよんだりしないでほしい

薬への不安をかきたてないで

「この薬はひどい副作用があると新聞に出ていたよ、飲んでもだいじょうぶか」と言われても、不安になるだけ

日常の中で

家族どうしで責めあわないで

目の前で、病気になった原因を家族がお互いになすりつけあってけんかをしないでほしい。自分が生きているからいけないんだと、いたたまれなくなる

重大な決定をさせないで

本人が退職や離婚などを言い出しても、とりあわないでほしい。きっと言った本人が後悔することになる

腫《は》れ物にさわるようにしないで

話題や扱い方に困っているせいか、避けたり、ひどくていねいになったり。気をつかってくれるのはわかるが、普通に接してほしい

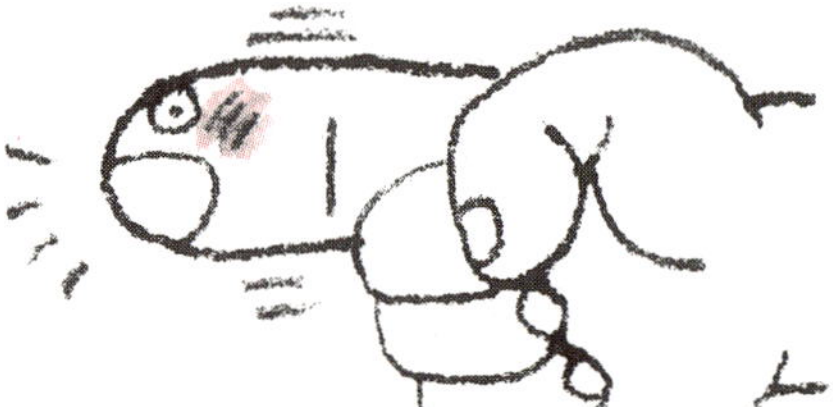

「どうして……」と発病の原因を追求しないで

自助グループへの参加を

理解者とは家族のことだけでなく、仲間のことも指します。仲間は、理解者であり、支援者でもあります。

自助グループ

仲間と出会い、話をすることは、病気の回復につながる大きな要素です。本人がみつけられなければ、家族がみつけて、すすめてもいいでしょう。

生活上の工夫、ものごとの考え方などをアドバイスしあったりします。話をするだけでも、気が楽になるという人も多くいます。

ネットの注意点
サイトの信憑《しんぴょう》性
プライバシーの配慮

探し方

主治医や精神保健福祉センターに相談するとよいでしょう。手紙をやりとりするレターミーティングやネットを利用したグループもあります。

ネットでみつける場合には、患者と家族のみのグループであること、入会規則がしっかりしていることなどに注意を。

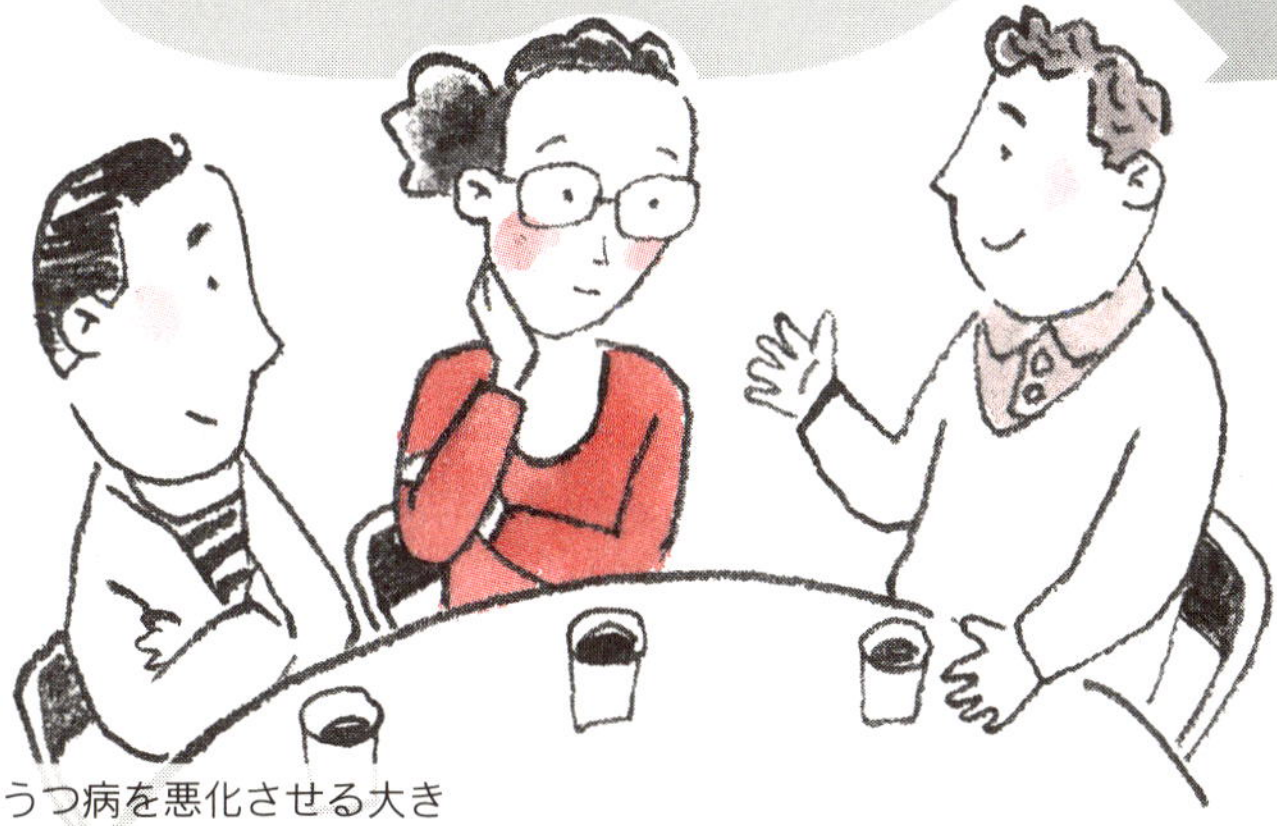

うつ病を悪化させる大きな要因は孤独。人とつながれば、孤独でなくなる

よりそうとは十分に理解すること

本人は自分の存在さえ否定していますが、その気持ちも含めて受け入れます。それはがまんではなく、理解することです。

家族もうつ病について勉強してほしいと、思っている人は多くいます。そして病気を理解するのではなく、本人を理解してほしいと思っています。正しい知識は十分な理解につながるのです。

本人の体験談

運動しろと言わないで

夫は私のうつを理解しようと努力はしてくれていますが、「運動しろ。じっと寝てばかりじゃ治るものも治らない」などと言われると困惑してしまいます。

うつは精神的にきついだけでなく身体的にもだるくなり、動けないときにはほんとうに動けないものなのです。

本人との距離のとり方は状況しだい

うつ病の人と家族は、いつもいっしょにいるほうがいいとはかぎりません。離れていても、家族が元気でいることのほうが、本人のこころの健康には大切なのです。

離れたほうがいいこともある

家族は、本人の病気を回復させるのは自分の対応しだいと、責任を感じてしまいがちです。そのため、そばにいて世話をしなくてはならないと思っています。

しかし、療養期間が長くなると、本人にも家族にもストレスはたまっています。そのため、いっしょにいるとお互いにイライラしたり、傷つけあったりもします。こうした状況なら、距離をとることが必要です。

家族は一所懸命でも、本人の負担になっていることもあります。四六時中横にいてあれこれ言われるより、たまには離れてほしいと思っている人もいるのです。

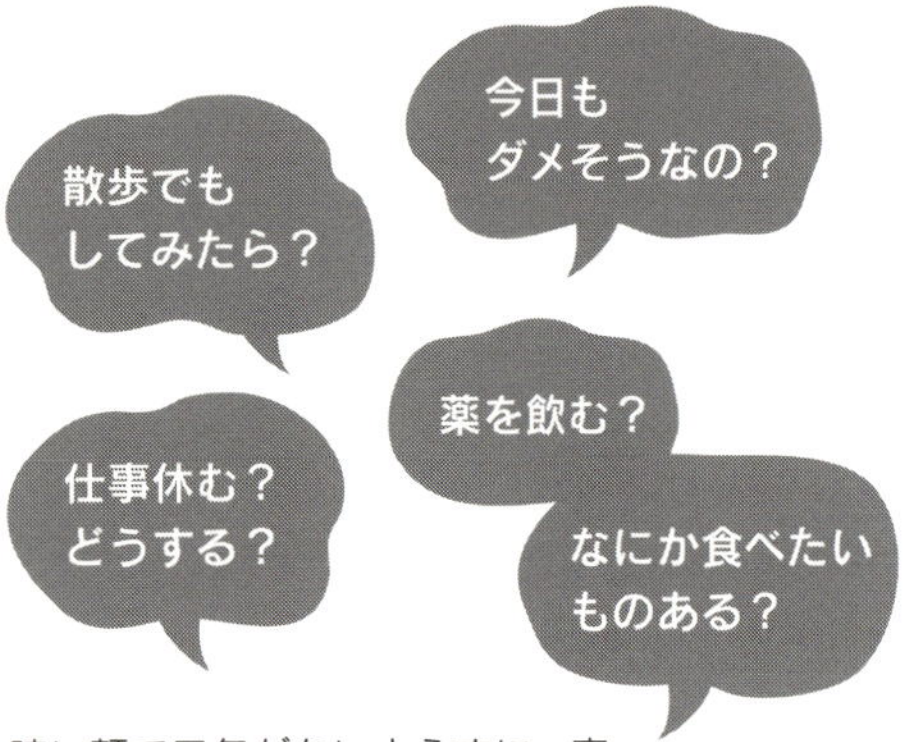
今日もダメそうなの？
散歩でもしてみたら？
薬を飲む？
仕事休む？どうする？
なにか食べたいものある？

暗い顔で元気がないようすに、家族は心配していろいろと声をかけるが、矢継ぎ早に聞かれても本人は答えられない

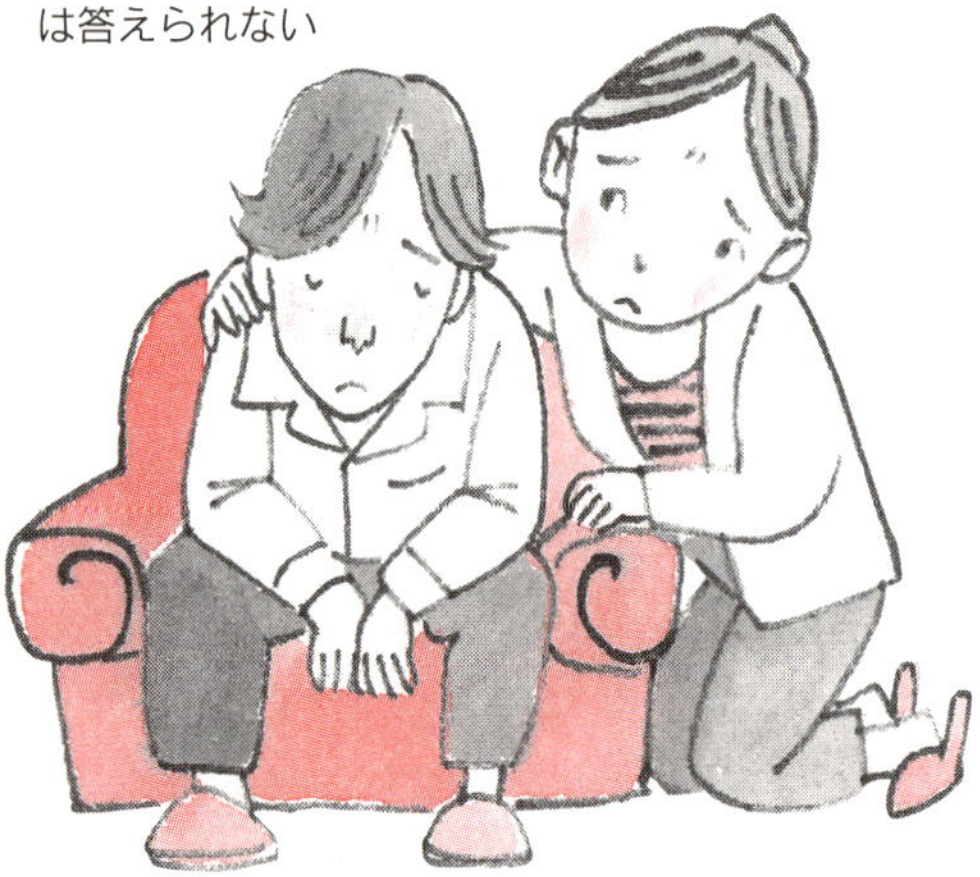

家族がパートに出るのもひとつの方法

将来のことや経済的な心配を本人にぶつけたりするぐらいなら、いっそのこと、家族が外に出たほうがいい場合もあります。家族会や自助グループへの参加だけでなく、趣味の会でもかまいません。買い物や友人とのおしゃべりでもいいのです。

夫がうつ病で休んでいるなら、妻がパートに出てもいいでしょう。多少なりとも経済的な心配を減らせます。

自殺が心配ということもありますが、いっしょにいることで、かえって本人を苦しめているといえる家族もいます。うつ病は、自殺のおそれが切迫していないかぎり、基本的に本人にまかせていい病気です。

距離をとったほうがいいケース

よりそうというのは、横についていることではありません。いつもいっしょにいなくても、本人の「気持ち」によりそっていればいいのです。よかれと思ってやっている家族と本人との気持ちが、ずれていることがあります。

本人の受け取り方

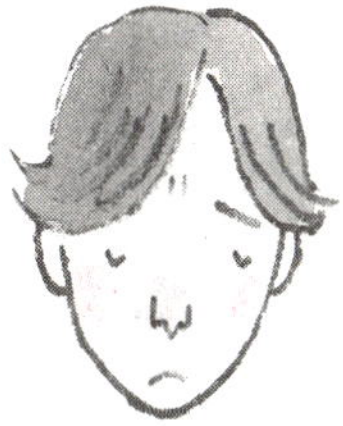

家族に申し訳なくて、ひとりにしてなどとは言えない

家族の気持ち

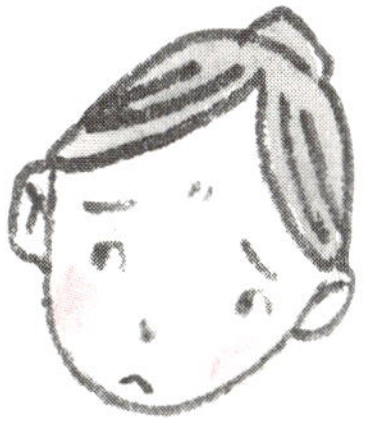

本人が心配のうえ、世話をやかなくてはと責任を感じている

本人の受け取り方		家族の気持ち
見張られている感じ	⟷	よりそっているつもり
高ＥＥになる（P50 参照）	⟷	アドバイスのつもり
かえって煮詰まる	⟷	自殺が心配

かみあっていない

↓

離れることがおすすめ

趣味や会合、働きに出てもいい。自殺の危険性があるときだけ、目を離さず見守る

利点

- 家族の目が外にも向く
- 病気に関する情報が入る
- 経済的に楽になる
- 本人の心理的負担が減る

本人の体験談

思いきり寝られた

母が働きに出ていたことが、僕にとってはよかったです。昼間は家で好きに寝ていることができたので、正直よかったです。家族が働きに出るほうが、かえってよい結果をもたらす場合もあると思います。

死にたい気持ちが強くても、それを実行に移すには、相当なエネルギーが必要なのも事実です。

「なにげない会話」をこころがけて

本人の自己肯定感を高めようと、無理にほめたり笑ったりするのは逆効果です。むしろ、ふだんどおりの態度でいてほしいと思っています。

会話はストレスにもストレス解消にも

「自分は役に立たない」などと、本人は自己肯定感が下がっています。それをカバーして安心させることも大切ですが、だからといって、ほめたりなぐさめたりすることだけが、自己肯定感を高めるわけではありません。

直接言わなくても、なにげない会話のなかには、すでに「今のままでいいんだ」というメッセージが込められています。今のままでいいから、日常のなにげないことが家族の話題になるのです。

いつもいつも自分の病気のことが話題になるのは負担です。穏やかで温かい普通の会話こそ、本人のこころを癒し、ストレスを解消させることができるのです。

なにげない会話とは

季節の話題、いっしょにみているテレビの感想など、穏やかな会話です。

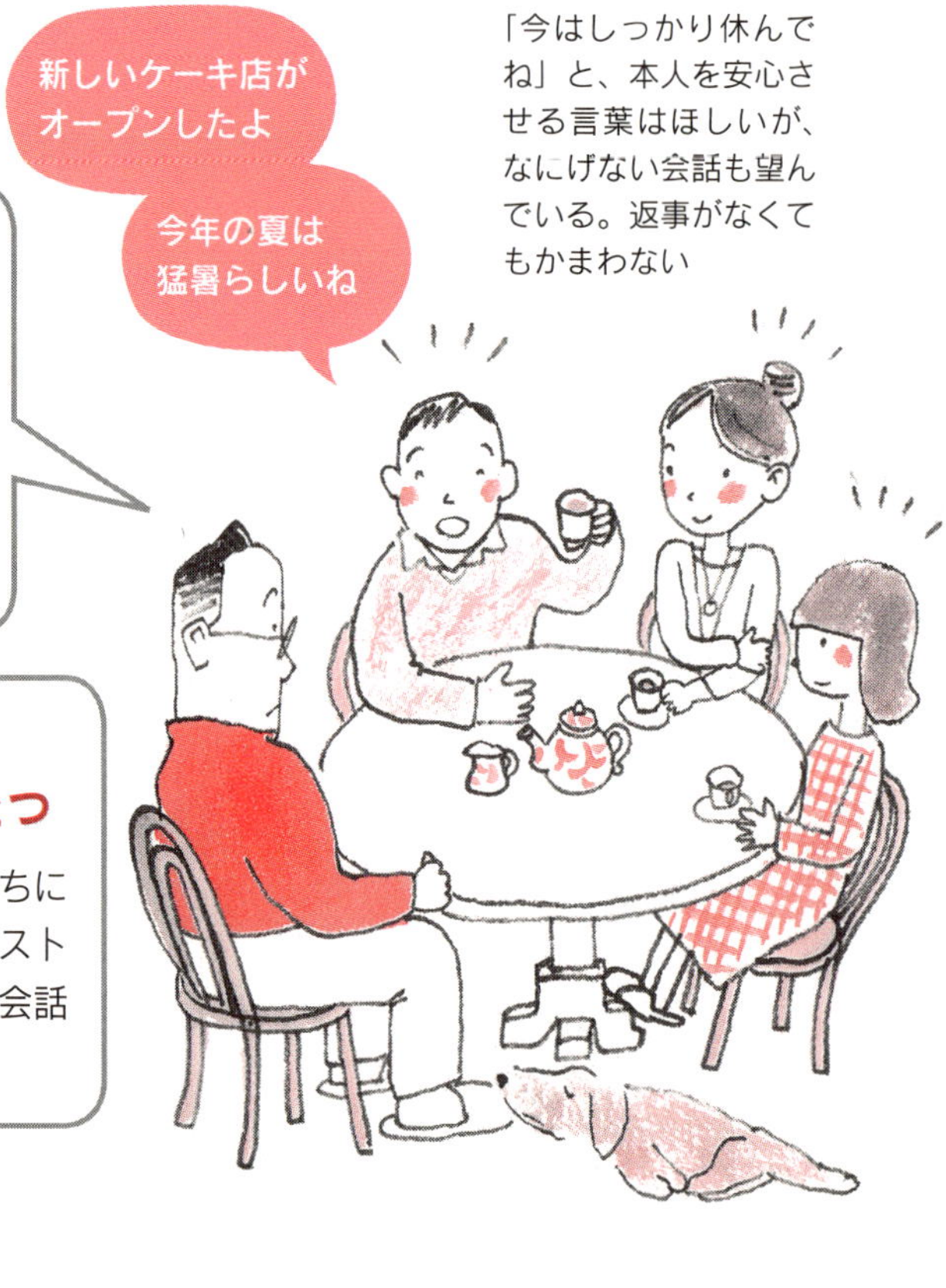
新しいケーキ店がオープンしたよ
今年の夏は猛暑らしいね

「今はしっかり休んでね」と、本人を安心させる言葉はほしいが、なにげない会話も望んでいる。返事がなくてもかまわない

笑顔でなくてもこころは癒されている

返事もできず、笑顔も返せないかもしれない。しかし、その場にいるだけで、こころはほぐれていくはず

家族との会話はストレス解消法のひとつ

心配の言葉が気づかないうちに高ＥＥになってしまうと、ストレスに。明るくなにげない会話は、ストレス解消になる

言われてうれしかった言葉

本人を尊重し、そのまま受け入れる気持ちが伝わるような言葉です。

親から

疲れは
だいじょうぶ？

ある程度は自分にまかせてくれていて、そのうえで気にかけてもらっていると感じる

相談先から

それで
いいんじゃない？

ここにいていいんだ、こんな自分でもいいんだと思える

家族から

今日は風が
気持ちいいよ

外に出てみようかという気になる。実際には出られなくても、自分も気持ちがよくなる

友人から

待ってる
からね

病気になると友人はどんどん去っていく。待ってくれている人がいるのはうれしかった

言われてつらかった言葉

言っている人は、非難するつもりではないのでしょうが、本人のこころは傷ついています。

家族から

いつになったら
よくなるのかね

家族もつらかったのだと思うが、そう言われてもどうしようもないし、自分が責められているようだ

知人から

自分ひとりでなんとか
やっていくしかないよ

励まし？　つきはなされているように感じた。精神力でどうにかなる病気ではない

知人から

生きていれば
いいことあるよ

たしかに今は最悪だと思うが、無責任な励ましは、なんの役にも立たない

家族から

こころが
弱いからだ

みた目は普通だし、買い物程度ならなんとか行ける。だから病気をいいわけにしていると思われる

サインに気づいたら本人に警告して

病気が落ち着いて、職場に復帰したり家事を再開すると、本人はこれまでの遅れを取り戻そうと無理をしがち。家族は再発に注意します。

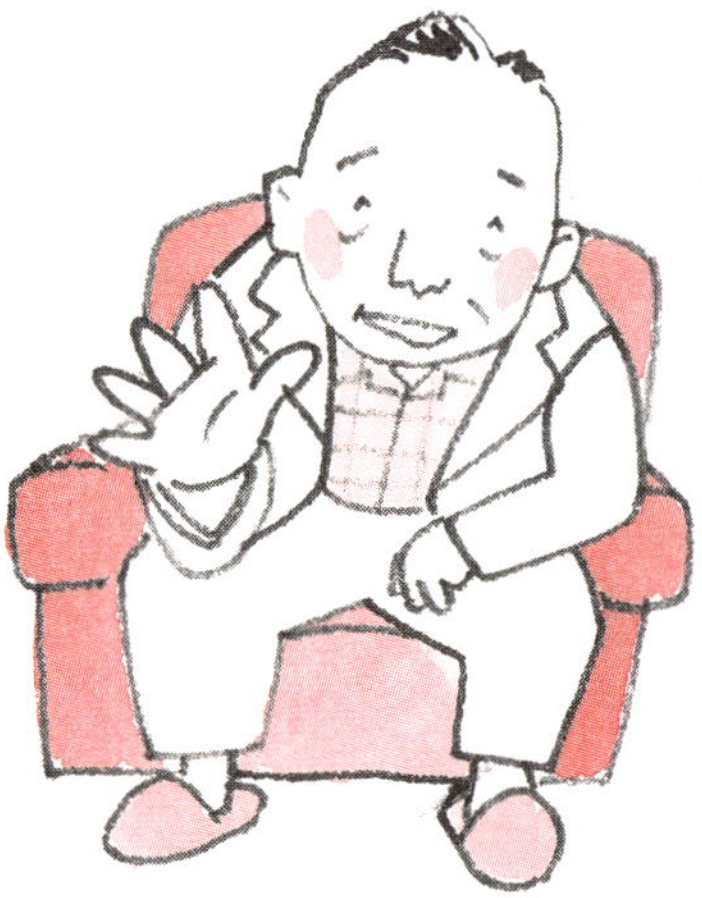

再発を否定する人も

家族が再発を警告しても聞かないことがあります。

わからない　自覚がなく、再発したことに気づいていない。あるいは、以前感じたどん底の気分に比べて、まだだいじょうぶだと思っている

認めたくない　再発するかもしれないと覚悟はしていた。しかし、実際に再発が疑われたときには落胆し、認めたくない

警告し、受診や服薬をすすめる

うつ病の再発率は低くありません。うつ病をはじめて経験した人のうち半数以上が、状態が落ち着いたといわれて一年以内に再発するといいます。

最近、うつ病は再発しやすい病気だと一般にも知られてきて、本人も気をつけているはずです。しかし、気づかなかったり、気づいても対応しないこともあります。その場合には、家族が気づいて早めに対応するしかありません。

再発に家族は落胆しますが、本人も同じ。騒がず批判せず、冷静に受診や服薬をすすめます。予め相談しておけば、いざというときあわてなくてすみます（66ページ参照）。

本人の体験談

リストラが心配で言えなかった

職場に復帰してからまもなく、また眠れなくなってきました。うつ病が再発したのかもしれないと思ったのですが、がまんするうちに治るだろうと、もらっていた薬を飲んで、会社は休みませんでした。これ以上休んだら、もう席がなくなると思ったのです。職場には元気だとアピールしなくてはなりません。けれど、悪化する一方でした。結局、仕事で大きなミスを出し、会社にひどく迷惑をかけてしまいました。

浅はかでした。きっと、復帰が早すぎたのでしょう。まだ早いという主治医に、無理やり診断書を書いてもらって復帰したことを後悔しています。

再発のサイン

表情が暗くなることが再発のサインといわれますが、実際には判断しづらいものです。状態が落ち着いていても、笑顔はほとんどないのです。むしろ全体的な雰囲気の暗さのようなものを感じます。

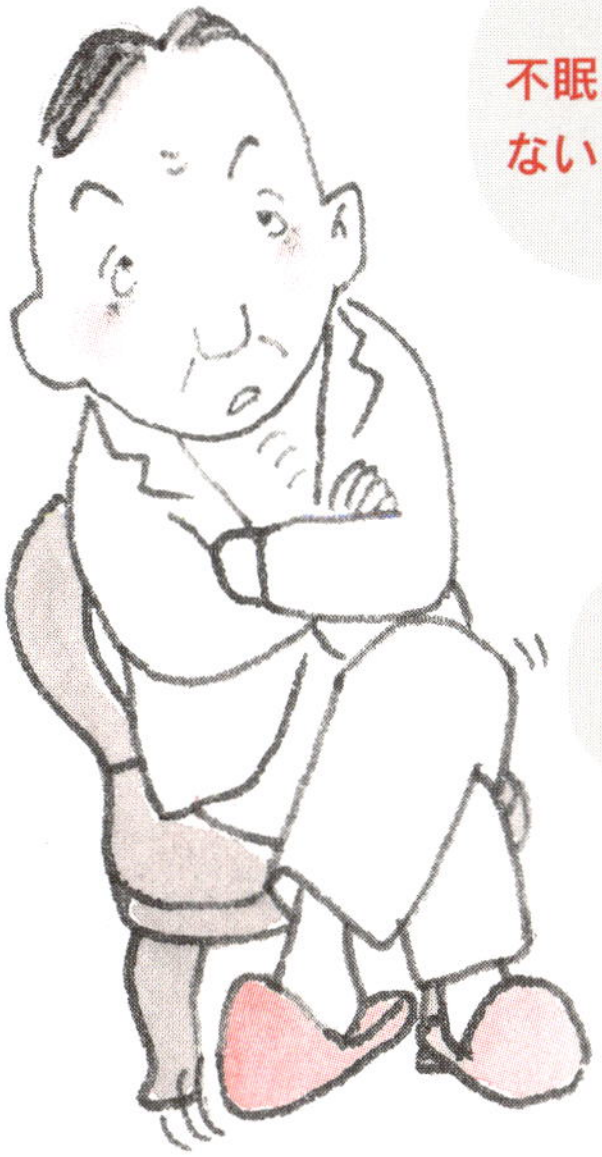

不眠。十分に眠れないようす

イライラしている

人を避けるようになった

動きがにぶく、のろい

呆然としている

すぐに怒る

食欲がない、またはありすぎる

話し方がゆっくりになり、不機嫌そうなようすが多くなった

飲酒に注意を

本人がつらさや苦しさを一時的に忘れるため、アルコールに走ることは少なくありません。

本人も楽しそうなので、家族はつい大目にみてしまいますが、うつ病に飲酒は厳禁です。アルコールでうつが治ることはないので、飲酒が習慣化し、アルコール依存症を併発することもあります。再発率を高める問題もあります。

うつ病と診断されたら、断酒が必要です。

躁のサイン

うつの状態を再発しないで、躁の状態として再発する人もいます。

不眠。眠らなくても平気で活動する

金遣いがあらくなる

活動的でじっとしていない

大笑いしたり大声でしゃべり続けたりする

なぜ躁になるのか

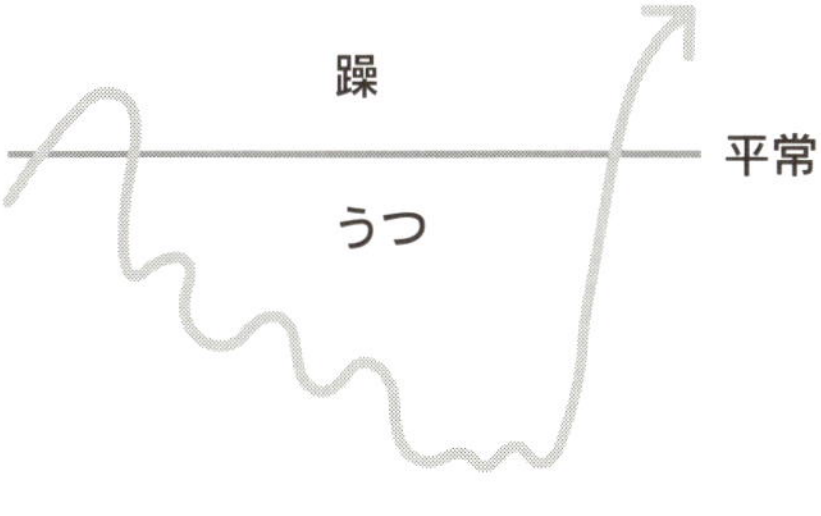

本当はうつ病ではなく、双極性障害だったが、以前はうつの症状だけ出ていた。またはうつ病の薬の副作用で、正反対の症状に転じた

提案コラム

具合が悪くなったときの対処法を決めておく

具合が悪くなったとき、本人はどうしたらよいか自分ではわからなくなることがあります。そのときの対処法を元気なときに家族に伝えておくといいでしょう。

左表に記して、本人を含め家族全員の共通認識にしておきます。

薬のこと	以前 飲んでいた薬	内容 使用量
	現在 飲んでいる薬	内容 使用量
	応急的に 使える薬	内容 使用量
症状（注1）	自覚症状	
	他覚症状	
受診について	病院名と 担当医師の名前	
	病院の診察時間	
	診察券や保険証の 保管場所	
連絡が必要なところ（注2）	①	電話 担当者
	②	電話 担当者
	③	電話 担当者

注１　症状の欄には、再発を考えたほうがいい症状を記載します。本人が再発を否定する場合もあるので、他者がみてわかる症状も記載しておいてください

注２　職場、学校、サークルなど、休むことを伝える必要がある連絡先の電話番号と担当者名。必要だと思われる連絡先があれば紙を足して加えてください

4

本人③

回復への道を歩みだしたとき

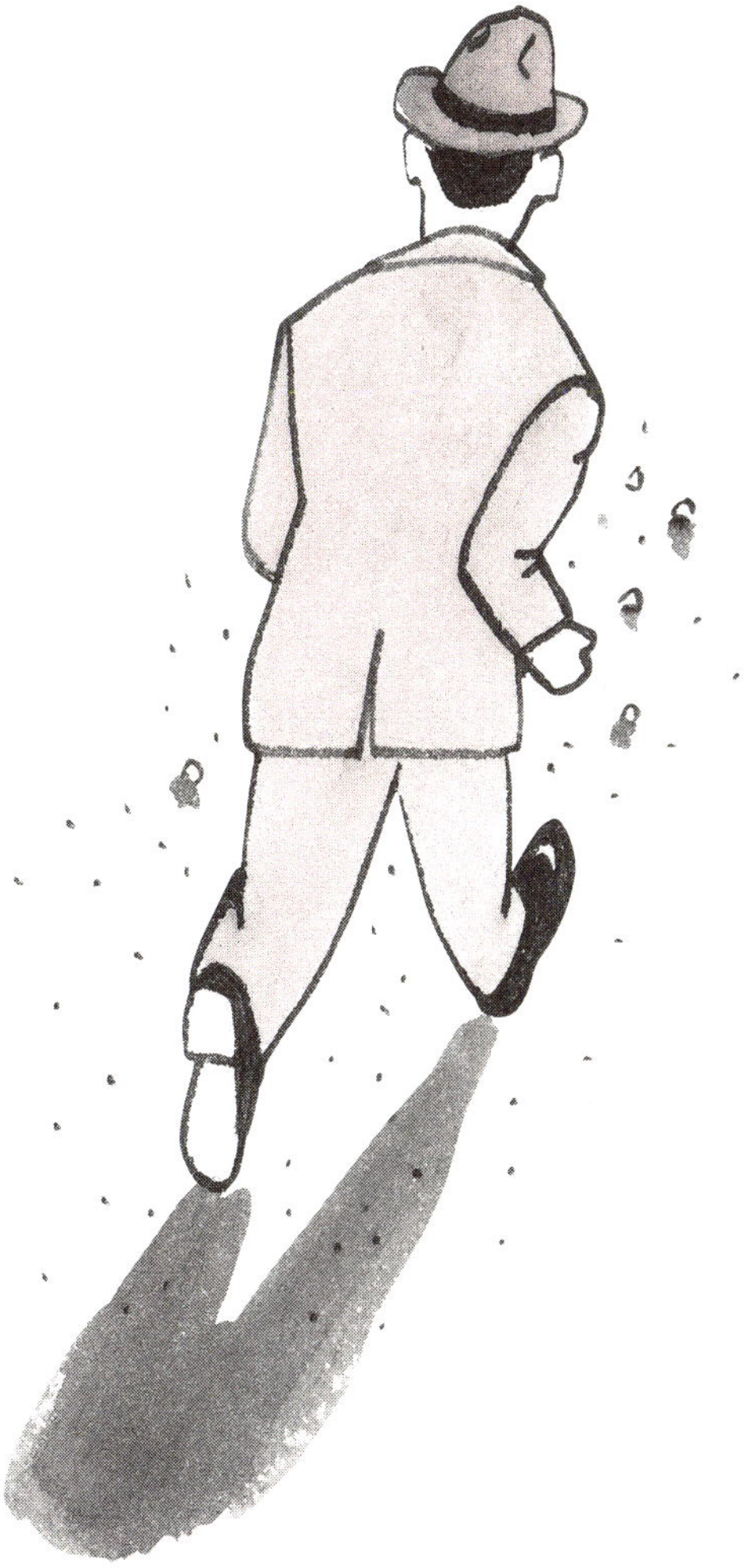

時間がたつにつれ
本人の視野が少しずつ広くなり
視点が変わってきます。
プラスの面もみえてくるのです。
ただ、焦りは禁物。
回復には時間がかかります。

考え方 1

マイナス感情は悪くないと気づく

病気のために、考え方が後ろ向きでものごとのマイナス面ばかりをみている人も、じょじょに変わってきます。ダメな自分でもいいんだと認められるようになってくるのです。

マイナスに気づくことから

ものごとをマイナスにとらえたり、マイナスだと決めつけ、落ち込んでいました。

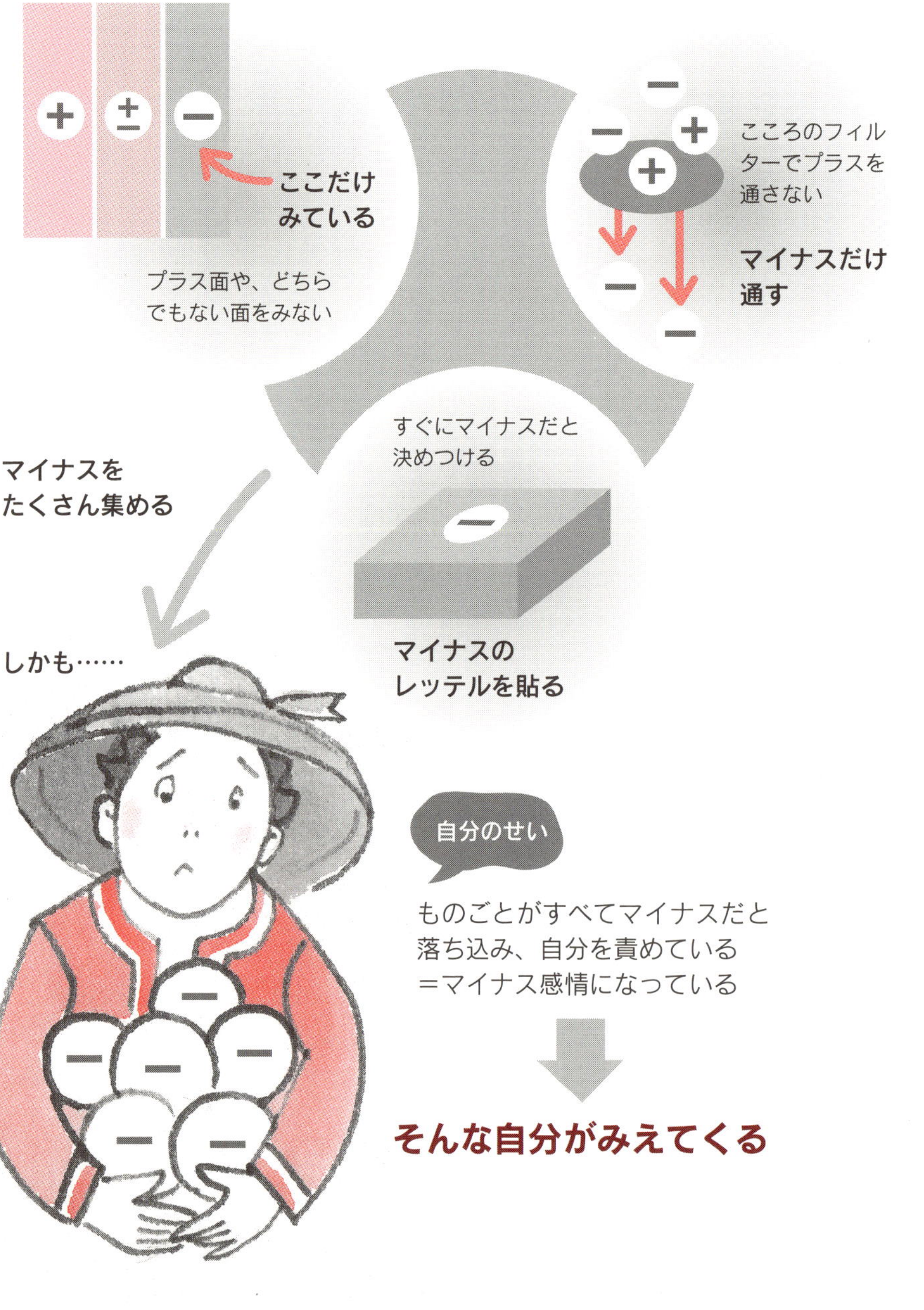

ここだけ
みている
プラス面や、どちらでもない面をみない
こころのフィルターでプラスを通さない
マイナスだけ
通す
すぐにマイナスだと決めつける
マイナスのレッテルを貼る
マイナスを
たくさん集める
しかも……
自分のせい
ものごとがすべてマイナスだと
落ち込み、自分を責めている
＝マイナス感情になっている
そんな自分がみえてくる

マイナスをマイナスとして受け止める

かかえているマイナスを無理やり放り出さなくてもいいのです。その代わり……

マイナスでもいいと気楽にかまえる

自分が集めているマイナスを苦にせず、これでいいと考える

マイナスをマイナスとして受け止める

自分が集めているものは全部マイナスだと認める。マイナスをマイナスとしてとらえたら、プラスになると考える

マイナス感情に気づくことから始まる

「自分はダメな人間だ」と自責の念にかられ、マイナス感情でいっぱいになっていた人も、自分がマイナスばかりを集めていることに気づき始めます。

気づくきっかけは人それぞれ。マイナス感情をつきつめて考え、そこから少しずつ視野が広がる人もいます。認知療法（74ページ参照）などの精神療法を受けることも、ひとつのきっかけです。

自責が自省に変わる

いきなり「プラスにとらえる」ことは無理ですが、マイナスばかりの自分でもいいんだと認め始めます。自己嫌悪は自分を傷つけるだけ、だれでもマイナス感情をもつものだ、などと客観的にみられるようになります。

「自分は○○がダメだったけど、次は○○してみよう」と、自責が自省に変わる人も。やや前向きな姿勢になっているのです。

本人の体験談

気持ちを楽しむこと

病気のあるなしにかかわらず、人生は楽しいことばかりではないと思います。いいことも悪いことも含めて、そのときの気持ちを楽しむことができれば、少しは生きやすくなるんだと思います。

ああすればよかった
こうすればよかった
↓
よし今度はそうしてみよう
＝
自省

ああすればよかった
こうすればよかった
↓
だから自分はダメなんだ
＝
自責

考え方 2

完璧でない自分を許せるようになる

なんでも完璧にできるスーパー人間など、この世にはいないんだ——。
そう気づいて、できない自分を許せるようになれば、気持ちが軽くなってきます。

自分を客観的にみる

うつ的思考パターンに陥っていないでしょうか。まず自分の考え方を、うつ的思考パターンのいずれかにあてはめてみます。その思考から脱却するヒントは下記を参考に。

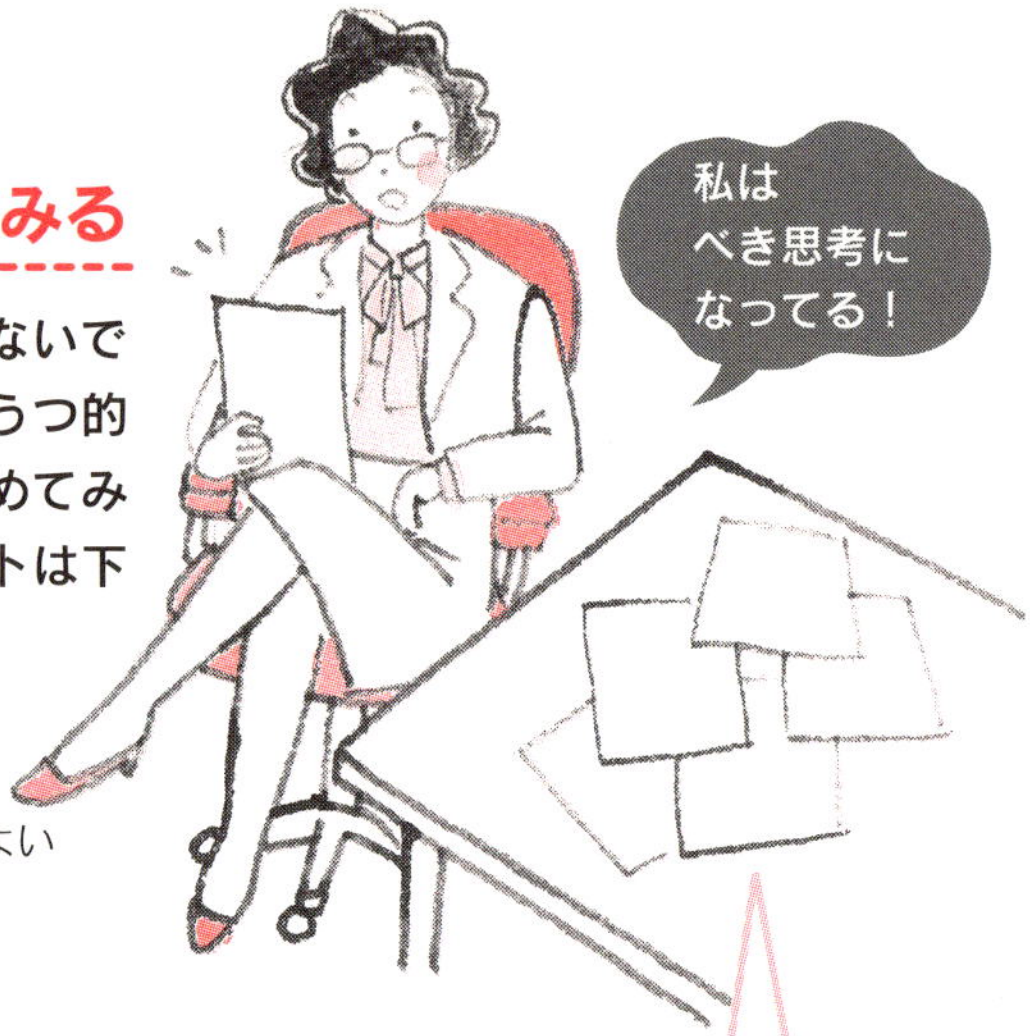

声に出すのもよい

うつ的思考パターンと対処法

思い込み・決めつけ

- 必ず、いつも、絶対といった語句を使っていないか考える
- 成功と失敗を分け、過去に成功したことを思い出す
- 自分の考えの根拠を探してみる

白黒思考

- あいまいさを受け入れる
- できていること、できていないことの両方を挙げてみる
- 失敗した理由を自分の能力以外のことで考える

べき思考

- 柔軟に対応することを意識する
- ほかの人が自分と同じ立場だったらどうアドバイスするか考えてみる
- ほかの人が自分にどうアドバイスしてくれるか想像する

自己批判

- なにかあったとき、それぞれの責任者を書きだしてみる
- その責任がある根拠も書きだす
- そのうえで問題を整理してみる

深読み

- 相手に直接、気持ちや事情を聞いてみる
- 第三者を介して聞いてもらう
- 自分の考えの具体的な根拠を挙げ、その反対の見方を書いてみる

先読み

- 失敗は成功のもとと考える
- 失敗しそうな要因を具体的に検討し、対策を講じる
- うまくいかなかったら反省し、次に生かそうと考える

見方が変わる

自分でつくりあげた100%の理想像だけをみています。その理想像を見直したり、うちひしがれている自分を許せるようになってきます。

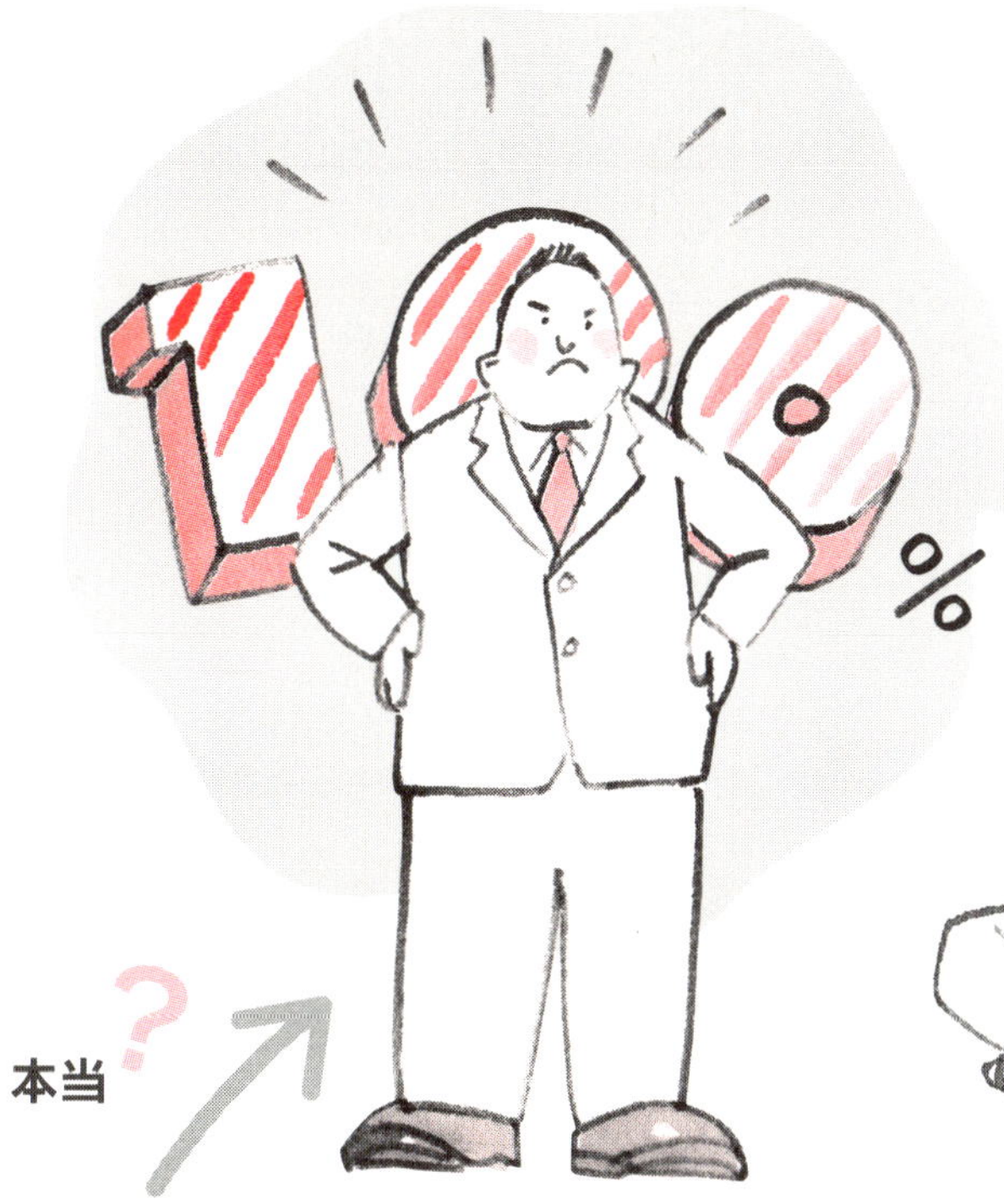

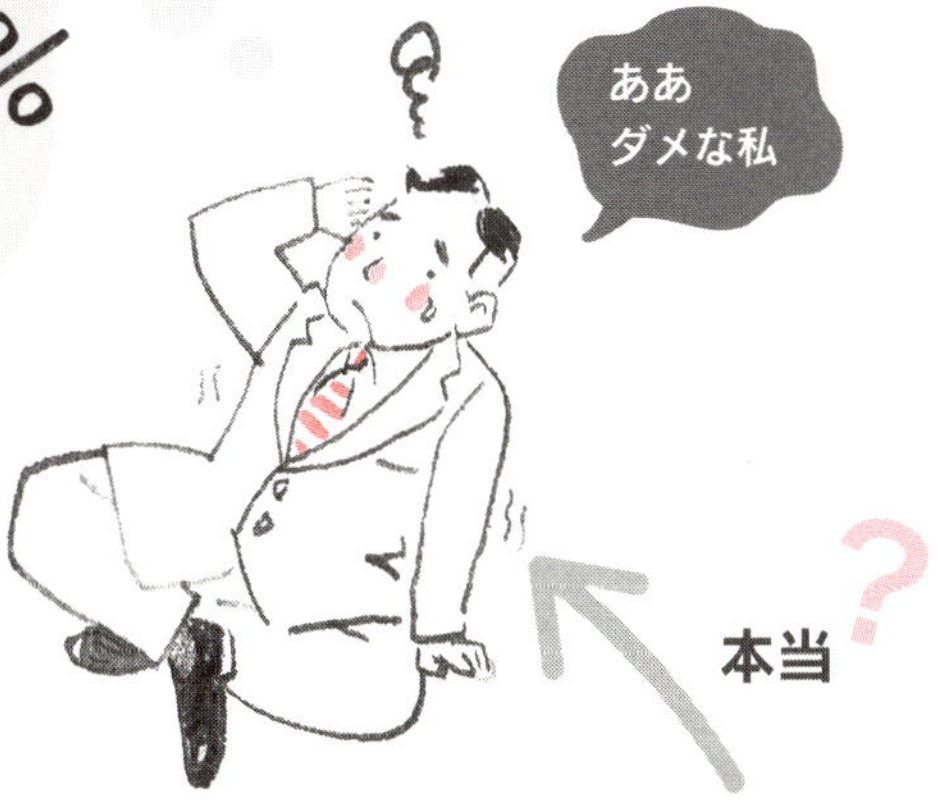

合格点でいいのでは？

常に100点満点の人など、いない。70点や80点で合格

そんなにダメなのか？

自分にもよい点、人の役に立っていることはあるはず

できないことをみつける

背伸びをしていないか。できないと言うのははずかしいことではない

自分を許す

できることをみつける

自分なりにがんばってきたこと、できたことを思い出してみる

自分を認める

人間だれしも完璧ではない

少しの失敗を気に病んでいたのは、間違いは許されない、完璧であるべき、という考えにしばられていたためです。自分にも他人にも、完璧主義を求めていました。

その考え方に気づけば、自分も他人も許すことができるようになります。結果だけでなく努力を認めたり、失敗も無理はなかった、人間だれしも完璧ではないと、認められるようになってきます。

考え方 3

周囲の人やものがみえてくる

最初のうちは自分のことしかみえていないのですが、じょじょに周囲に気持ちが向くようになってきます。アドバイスや励ましも、素直に受け取れるようになります。

思い込みでみない

ものごとのとらえ方がかたよっています。想像や思い込みで悪いほうへ悪いほうへと考えるのは、自分で自分を苦しめるだけです。

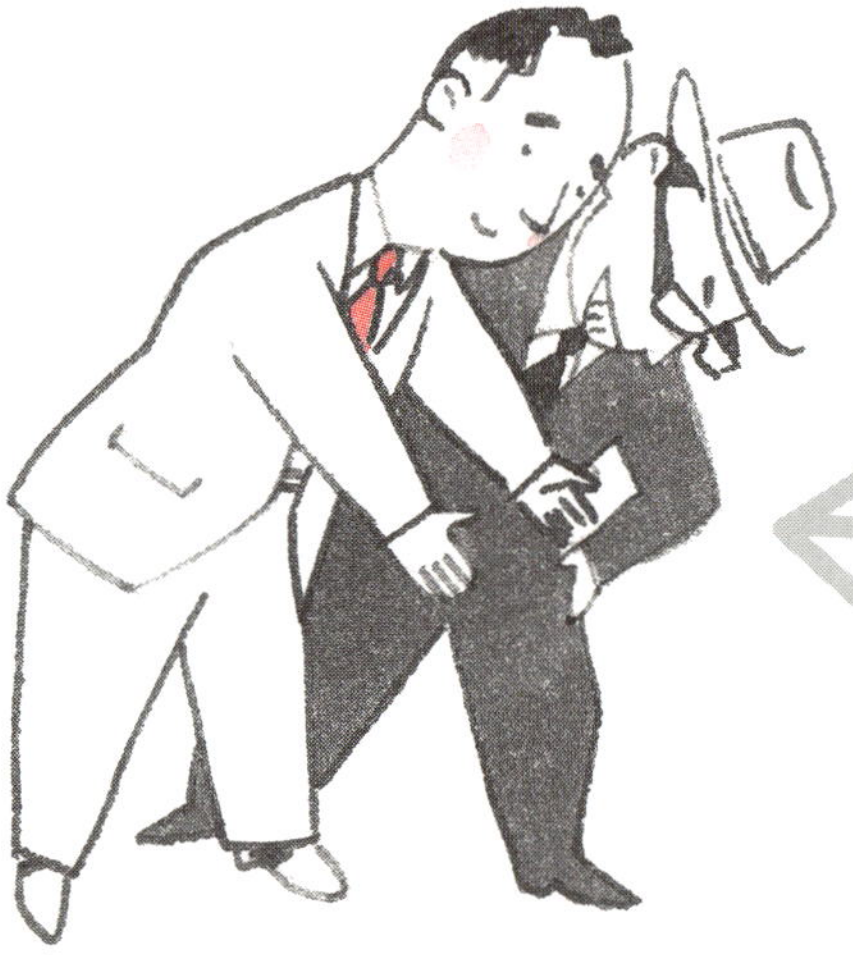

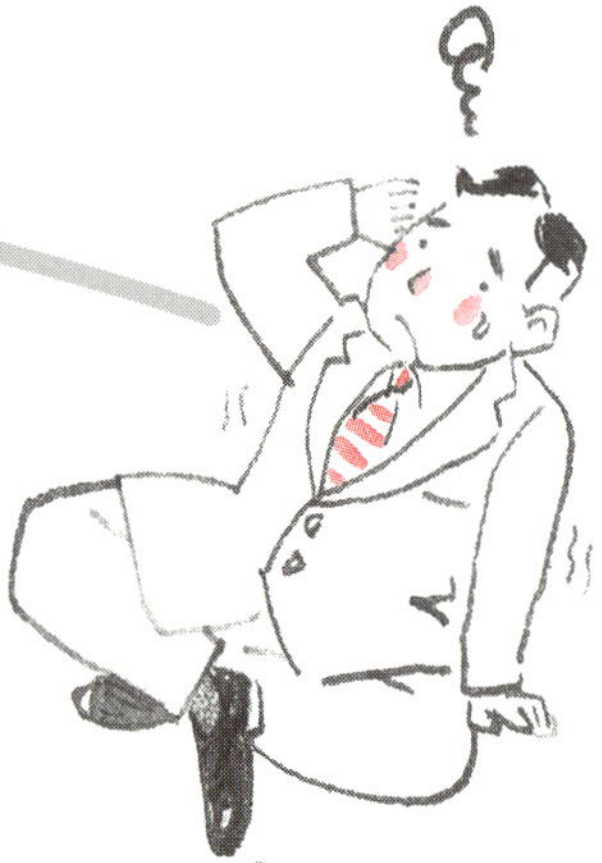

思い込みで
みている

現実の姿

思いやりから手をさしのべようとしている

ありもしない姿

「悪意をもって自分に近づいている。言葉はうわべだけ」と決めつけている

思い込みでみている自分に気づく

自分の考え方への反証をしたり、視点を変えて合理的にとらえようとするうちに、思い込みだったことに気づく

事実だけをみるようにする

ありのままをとらえると、今まで気づかなかったこともみえてくる

本人の体験談

素直に受け取れるようになった

「なんでも相談してね」と言われたとき、自分を落伍者のように感じました。その言葉をノートに書き、視点を変えるには、と考え続けました。

すると突然、この人は親切なのかも、とひらめいたのです。それ以来、人の言葉を素直に聞くようにしています。

自分がみえるから周囲がみえる

自分はダメだ、嫌われているなど、うつ病の人は自分の考えにしばられています。周囲をみるときも、想像や思い込みで目がふさがれ、ありのままの姿をとらえていませんでした。

時間とともに、あるいは認知療法（74ページ参照）などの治療法をおこなううちに、そうした考え方が少しずつ変化してきます。視点を変えて自分を客観的にとらえることができるようになります。また、考え方のかたよりに気づき、穿《うが》った見方をしないように注意し始めます。

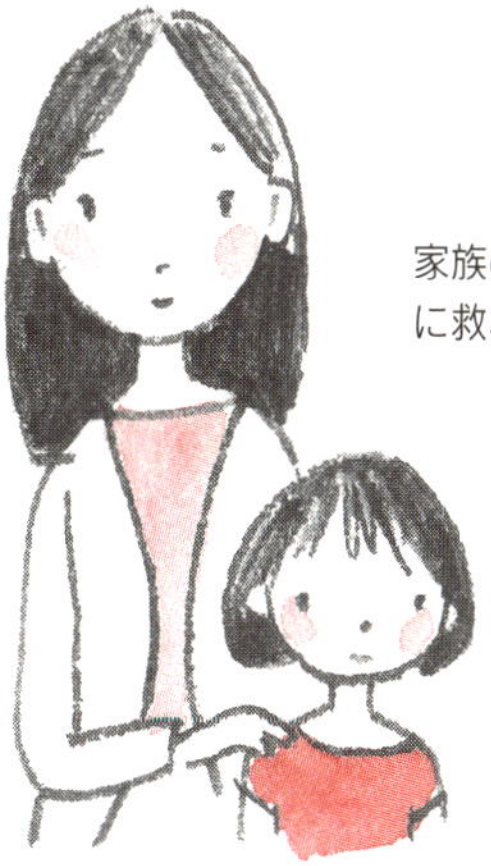

家族のやさしさに救われた

気づいたこと

視野が広がるにつれ、気づくことが少しずつ増えていきます。

うつ病を患っていても、健常者よりハンディがあるわけではない。自分にもできることはあるし、健常者でもできないことはある

だれにでも悩みや苦しみはあるもの。つらいと思っている自分とそんなに違わない。もっとつらい人もこの世にはたくさんいる

孤立無援と思っていたが、母と兄が理解しようとしてくれた。こんな私でもいいと認めてくれた。私は殻にとじこもっていた

からだは元気。からだを動かすことなら、人の役に立てるとわかった

（庭の草木をみて）植物の生命力を感じた

うつ病だからリストラにあったと考えていたが、人生を病気のせいにするのはやめようと思った。会社の経営難もあったのだろうし、病気が理由ではなかったのかも

妻と子を養えないダメ人間と思い詰めていたが、夫であり父であることが自分の役割なんだと、存在そのものの大切さに気づいた

解説コラム

認知療法でうつ的思考を変える

自動思考に気づき現実をとらえるために

うつ病のときには、どうしても悲観的に考えるようになります。自分に自信がなくなり、周囲の人との関係に悲観的になり、将来に対して絶望的になりやすくなります。そのように悲観的に考えるのが悪いと責める人がいますが、これは症状ですから、そう簡単に考えを切り換えることはできません。

そうしたときには、見落としているよい面がないか、もう一度現実を振り返ってみてください。実際に実現不可能なことまで自分の責任だと考えていませんか。他の人が同じような状況にいたらどのように助言するか、考えてみてもいいでしょう。

そのような振り返りのひとつの方法として、次のページに紹介した七つのコラム法があります。これは、ちょっとみると複雑そうですが、普通に私たちが人の相談にのるときの会話の流れを図式化したものです。その具体的な方法については、認知療法の一般書やサイト「うつ・不安ネット」（大野裕発案・監修）を参考にしてください。

薬物療法と組み合わせることでより効果が高まる

うつ病の治療の三本柱は「環境調整」「薬物療法」「精神療法」です。うつ病はストレスが重なったことがきっかけで発病することが多いので、なるべくストレスが軽くなるように、周囲からの手助けを得られやすくするための環境調整はとても大切です。

うつ病のときには、脳の中にいろいろな変化が起きています。まだ十分に解明されたわけではありませんが、感情を調節する神経がうまく働かなくなっているとされていて、抗うつ薬などを使った「薬物療法」が役に立ちます。

それに加えて、ここで紹介しているような「認知療法」などの精神療法（心理療法、カウンセリング）を使って、気持ちや考え方を整理することも効果的です。精神療法は、薬物療法とは違った脳の部位に働きかけることがわかっています。

ですから、そのどれかひとつの方法だけで十分ということは少なく、患者さんに合わせて上手に組み合わせていくことが大切になります。

７つのコラム法

記入欄	記入のしかた	記入例
状況	いつ、どこで、だれと、なにが、どのように、など具体的に	職場で上司に提出した書類に間違いがあった。指摘されたとき、だまってしまった
気分	感じている気分を単語にして、その気分の強さを％で	落ち込み 90％ 罪悪感 50％ 心配 70％
自動思考	気分を感じた瞬間に、こころに浮かんだイメージや考えを	ミスをして上司にいやな思いをさせてしまった 上司からの評価が下がった 私はどうしてこんなにミスばかりしているのか 私にはこの仕事が向いていない
根拠	自動思考の裏付け。事実だけを書くように注意すること	ミスをしてしまった 上司から注意された
反証	上記の根拠と矛盾する事実を書く	昨日はミスをしていない きちんとあやまった ミスの箇所以外はきちんとできていた
適応的思考	根拠と反証を比較して、自動思考の代わりになる現実に即した考え方。認知のかたよりに注意すること	ミスを１ヵ所出したが、ほかはできていたし、きちんとあやまったので反省の気持ちは伝わったはず その後、上司の態度に変化はない
こころの変化	上記の気分が、今どのように変化したかを％で	落ち込み 40％ 罪悪感 30％ 心配 40％

前向きに 1

時間がかかることを覚悟する

どうして少しもよくならないんだろう、いつまでこんな状態が続くんだろうと思うことこそ、焦っている証拠。うつ病の回復に焦りは禁物です。

できることは少しずつ増えていく

下記のように一直線にはよくならなくても、大きくみれば少しずつは回復していきます。

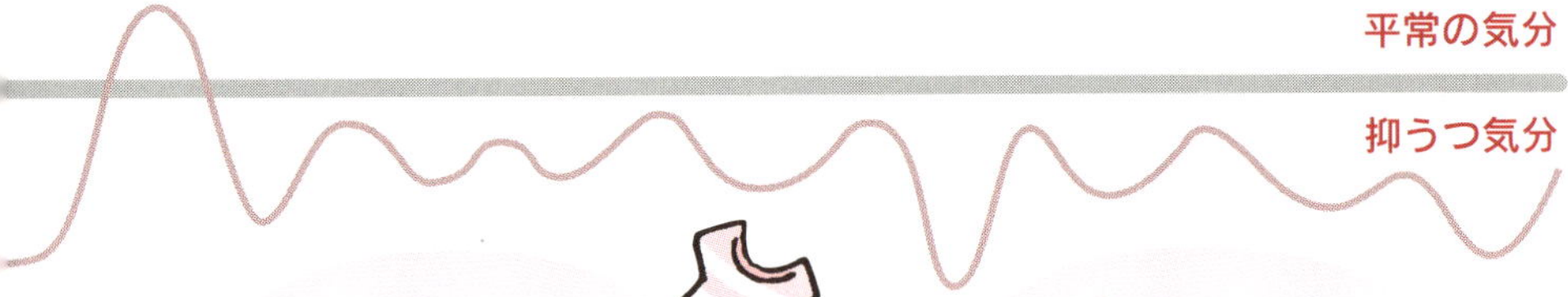

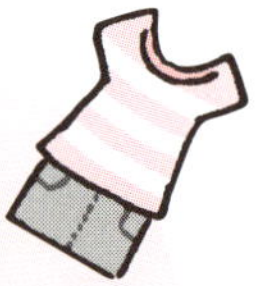

ほとんど寝て過ごす

気力がなく、寝ているだけになる人は少なくありません。受診するまで不眠だった場合、薬の力もあって、ずっと眠っています。

身だしなみがととのえられる

寝たり起きたりの生活です。洗顔、入浴などが少しずつできるようになってきます。パジャマから普段着に着替えられる日もあります。

本人の体験談

何度もふりだしに戻った

調子がよくて少し夫と話ができ、明日はそうじをしてみようなどと考えても、翌日はまた寝込んでしまったり。一生治らないのかとさえ思いました。

そんなことをくり返しているうちに、「こういう日もあるさ」と思えるようになったのです。夫も「今日はどう?」と聞いてくれるようになり、ダメな日は「ダメ」と答えています。

一直線には回復しないことが多い

うつ病はこころの風邪などといわれますが、風邪よりもはるかに治療を始めるとすぐによくなり、以前の生活に戻れるのではないかと期待しても、なかなか思うようにいかない。うつ病とはそういうものだと理解し始める

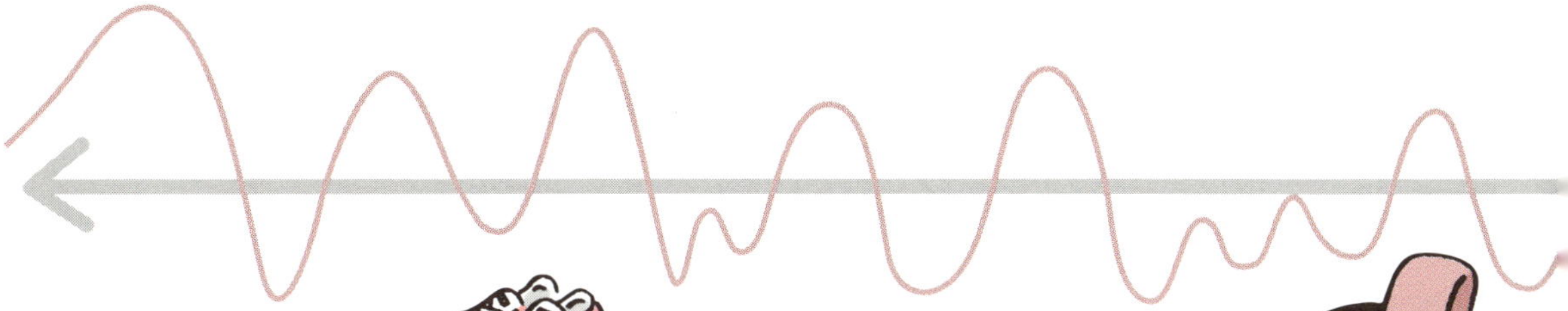

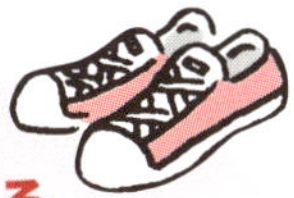

外に出られるようになった

家の近くを散歩する程度です。最初のうちは買い物は無理ですが、簡単な買い物なら家族に付き添ってもらえばできるようになってきます。

少しからだを動かせるようになった

室内でのこと。最初は背伸びをする程度です。食事をした自分の食器を下げたり、洗濯物をたたむなど軽い家事ができるようになってきます。

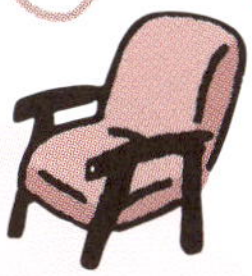

座っている時間が増えた

起きている時間が長くなってきます。体力、気力とも回復していないので、ただ座っているだけです。テレビや新聞を眺めたりします。

過労に注意

本人は過労に気づかない

からだの過労は比較的わかりやすいのですが、こころの過労は自覚しにくいもの。焦って無理をすることが一番の原因です。周囲の期待に応えようと、回復しているようにふるまうのも、無理のひとつです。

つらい病気です。うつ病は風邪のように一直線には回復しません。よくなったり逆戻りしたり、一進一退をくり返しながら少しずつ回復していきます。

あとから考えてみて、「時間とともに回復した」という人は多くいます。うつ病の回復には、うつ的な思考が変わったり視野が広がったりすることが必要ですが、それは簡単なことではありません。ある程度の時間がかかるのです。

長期にわたってもしかたがないと割り切ることが、回復への一歩となるのでしょう。

自分をいたわり、ほめられるようになる

○○しかできない、という考え方は、視点を変えれば○○はできている、ともいえます。これまでがんばってきた自分をいたわり、いい点をほめることができるようになります。

自分を認める

自分はダメだという思いが、このままでいいんだと思えるようになっていきます。

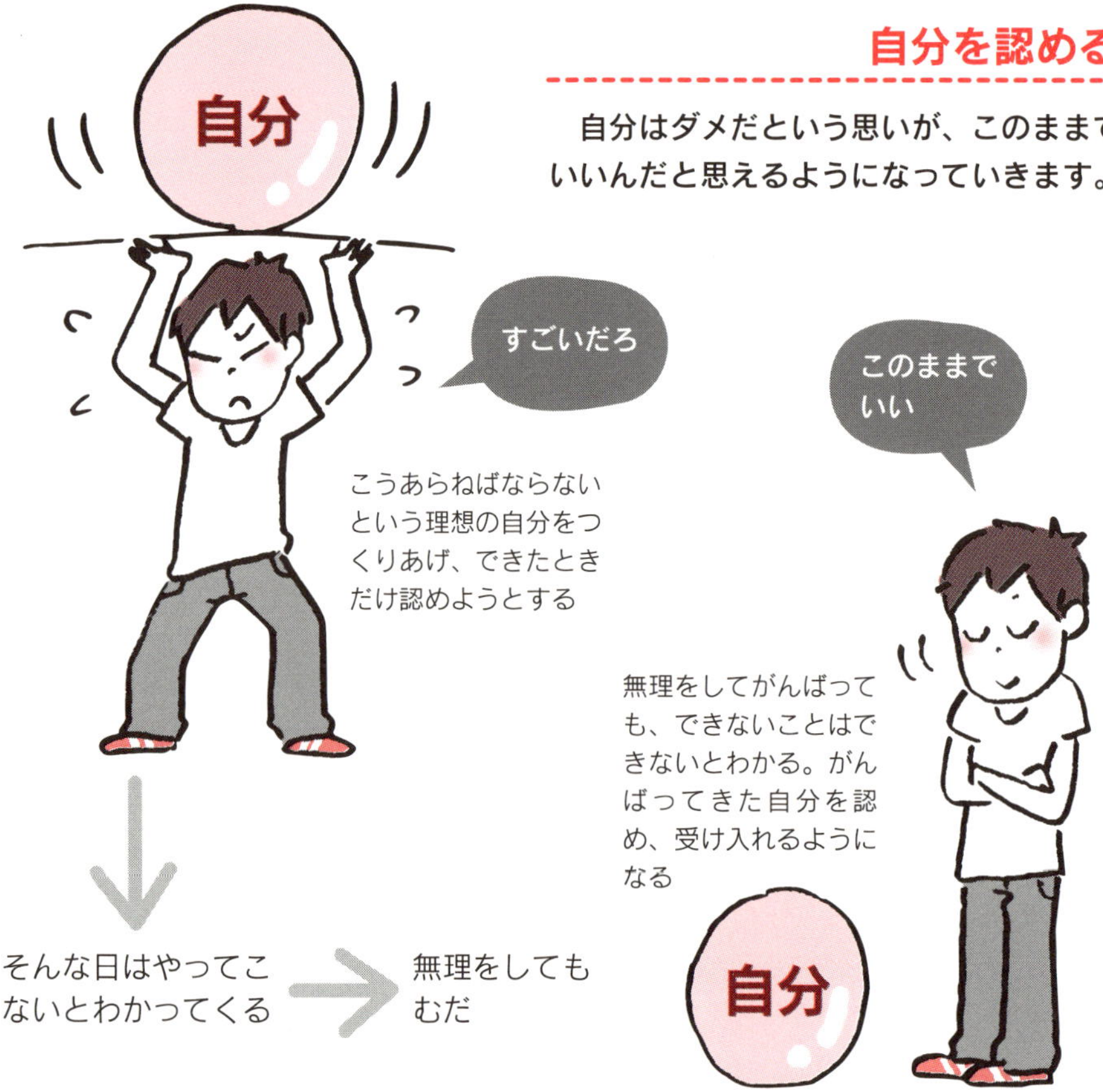
自分
すごいだろ
こうあらねばならないという理想の自分をつくりあげ、できたときだけ認めようとする
そんな日はやってこないとわかってくる
無理をしてもむだ
このままでいい
無理をしてがんばっても、できないことはできないとわかる。がんばってきた自分を認め、受け入れるようになる
自分

本人の体験談

全部できる人間などいないと気づいた

仕事も育児も家事も、すべて完璧にできないと気がすみませんでした。疲れていて子どものお弁当がつくれなかったときなど、子どもの心身の発育に悪影響を及ぼす、とりかえしがつかない、と落ち込みました。母親失格、主婦失格と思い、仕事もやめてしまいました。

通院してしばらくたったころ、自分には変なプライドがあったと気づいたのです。できない、という考えは、裏を返せば、自分ならできると考えていたから。普通は一人三役なんて無理です。暗い顔で無理するより、明るく手抜きをするほうが、子どものためにもよかったのですね。

いいところのみつけ方

できたことを挙げる
推測でなく、事実を挙げる

例 台所のかたづけをした
コップの水洗いをした

→

よい意味づけをする

例 家事ができるようになった
少しやる気が出てきた
もともときれい好きだった

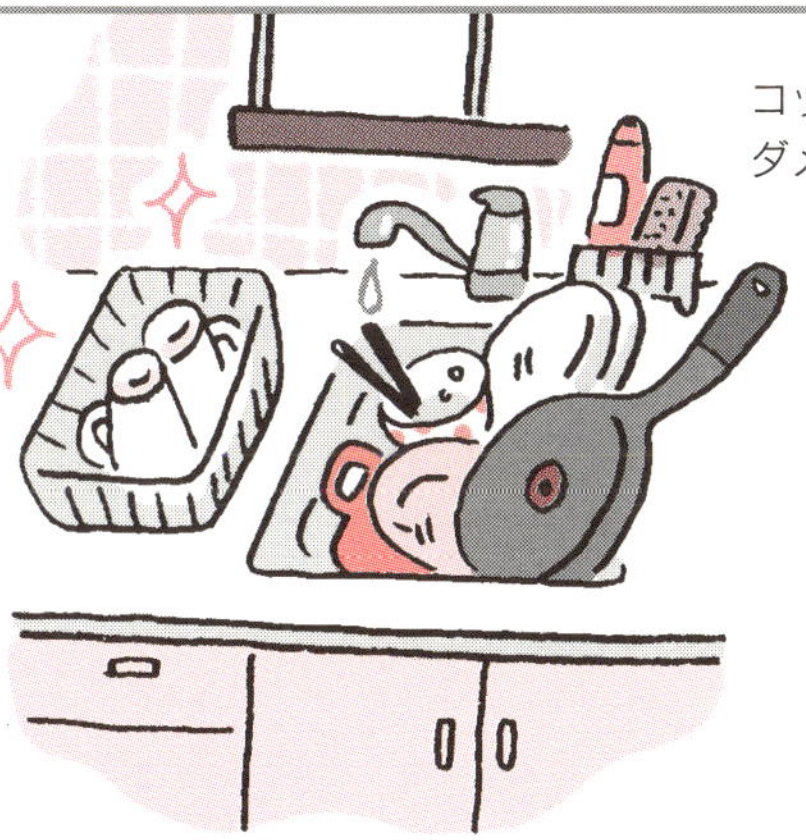

コップしか洗えないから
ダメだ、とは考えない

心身ともに無理をしなくていい

自分の理想像をつくり、できない自分を否定していました。しかし、たとえ無理に二〇〇パーセントの力を出しても、できないことはあるし、そんなに無理をする必要はまったくなかったのです。

これまで無理をしていたことに気づいたからこそ、無理をしなくていいんだと納得するのです。

自分を認めいいところに注目する

手に入らないと嘆くのではなく、今手の中にあるものをみつめ直すようになります。〇〇しかできない自分でも、〇〇はできるのです。冷静に等身大の自分を確認し、がんばっていること、必要とされていることに気づいていきます。

自分を認め、肯定する「自己肯定感」が高まっているのです。

自分のほめ方

自己肯定感を高めることは、うつ病の改善、解消のために必要です。

- 過去に成功したことを思い出す
- 自分自身を信じる
- 自分をありのままに受け入れる
- 自己の目標を少し下げる
- 周囲の人も自分を認めていると信じる
- うつ病ははずかしいことではないと知る
- 自分は普通の人間、劣ってはいないと考える
- 自分は善良な人間だと信じる
- 自信をもって行動しようと自分に宣言する

前向きに 3

周囲の理解を自分から得る

自分の病気を理解してくれないと嘆くより、じょうずな伝え方を考えるようになります。書き方、話し方など、それぞれに工夫しています。

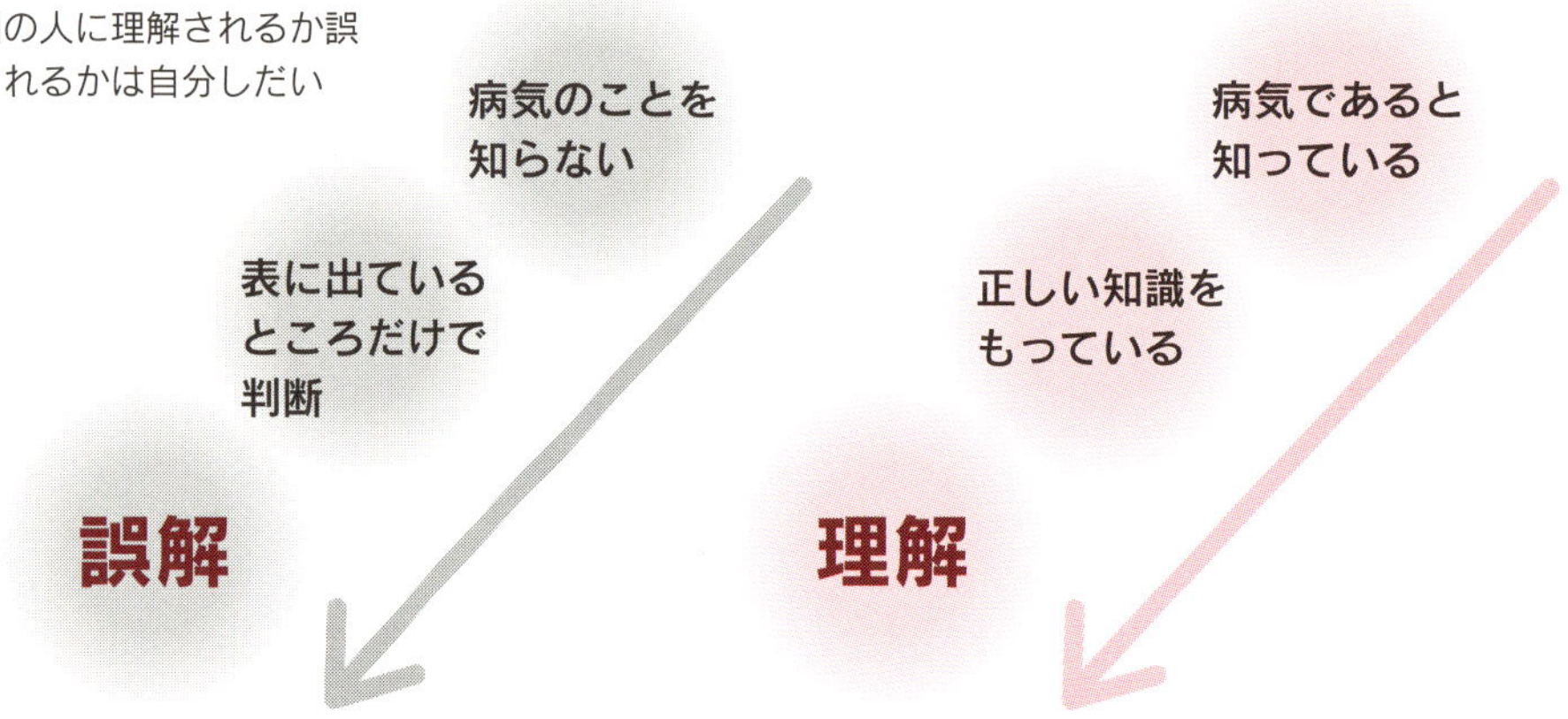
病気であると知っている
正しい知識をもっている
理解
病気のことを知らない
表に出ているところだけで判断
誤解

周囲の人に理解されるか誤解されるかは自分しだい

告知するかどうかに正解はない

うつ病であると周囲の人に言うかどうか迷います。できれば家族を含め、だれにも知られないうちに治したいと思う人は少なくありません。

仕事を休む場合も、休み始めには体調不良とだけ言う人が多いようです。

病気が長引けば、家族や職場に言わなくてはなりませんが、どこまでの範囲にするかと迷います。

黙っていては誤解を受けることもあります。告知したことで差別され、言わなければよかったと後悔する人もいます。

伝え方やその範囲は、本人のおかれている状況や相手によるので、だれにでもあてはまる正解はないのでしょう。

本人の体験談

誤解されたことを相手のせいにしていた

簡単な書類もつくれず、報告もできませんでした。軽いうつ病だったので、言う必要はないと思っていました。そのため、反抗的な若者と思われていたようです。

そんなつもりはない、事情を聞いてくれればいいのに、と先輩や上司をうらみました。若者はほめて育てるべきだと、会社の育成方針じたいも不満でした。

考えてみれば、返事もせず仏頂面で、言われたこともしていなければ、周囲が怒っても当然です。言う必要があるかないかではなく、相談していればよかったのです。

周囲に伝える方法

　いつ、どこで、どのように伝えるかを考えます。真意を伝え、理解しあうことをめざします。伝えたあと、その方法でよかったかどうか推移をみて、改善点があれば、次に生かします。

話す
- 本人が話す
- 家族など第三者から伝えてもらう

書く
- 日記やノートに書き、見せる
- 手紙を出す
- 長文にまとめる
- ブログ上で公開する

ポイント

1 伝える内容をまとめる
自分がなにを伝えたいのか。病気であるということだけか、どんな病気かも伝えるか。病気を伝えず、自分とは、という伝え方もある

2 伝えるかどうかを考える
黙っていたらわからないが、伝えないほうが人間関係が壊れないことも。相手の立場、性格、気持ちを考える

3 話し方や文章を考える
一方的に自分のことだけを話さず、相手とコミュニケーションをとりながら伝える。文章にする場合、下書きをして、読み直す

4 伝える方法を選択する
話すか、文章にするか。簡単にするか、ていねいにするか。どちらが自分の気持ちをより伝えやすいか、相手の状況もあわせて考える

気を悪くさせないか、嫌われるんじゃないかなどと考えすぎて、言いたいことも言えなくならないように

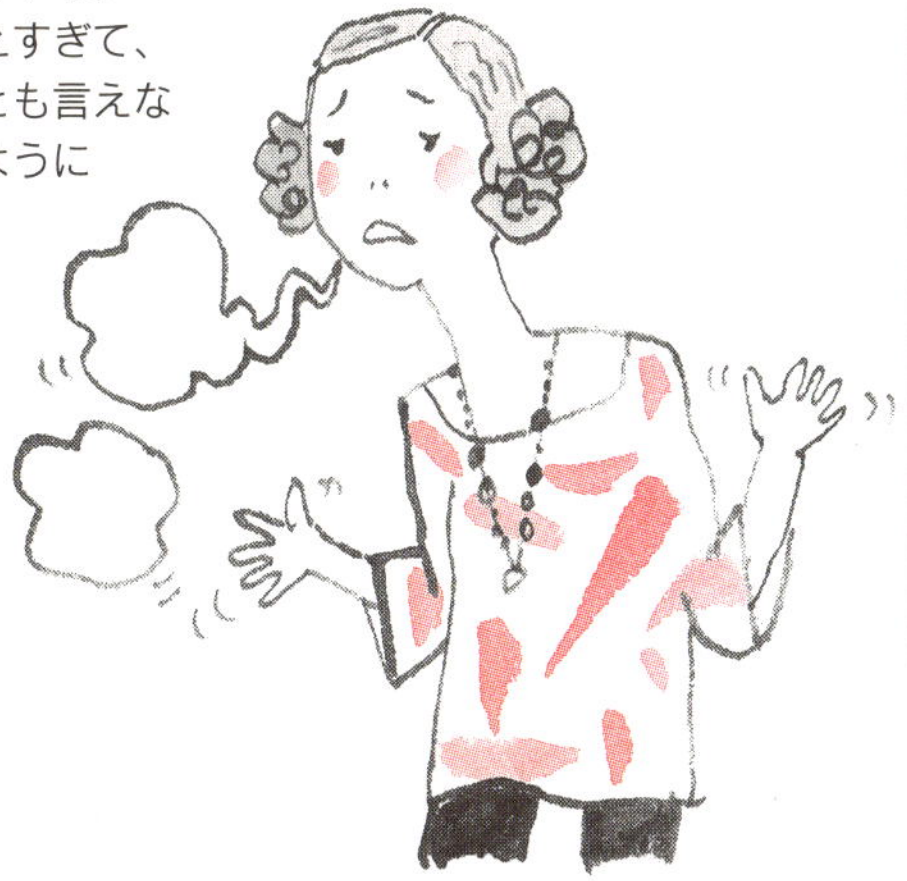

本人の体験談

病気と言ったから就活に失敗した？

　就職したらいずれわかることと思い、面接のとき「うつ病になったことがあります」と言いました。「現在は治っています」と言ったのですが、結果は不合格。理由は書いてありませんでした。
　精神疾患だから採用されなかったとしか思えません。

前向きに 4

からだを動かしたくなってきた

病気のときには、動く元気などまったくありませんが、回復するにつれ、余裕が出てきます。できる範囲でからだを動かすだけでも、すっきりした気持ちになります。

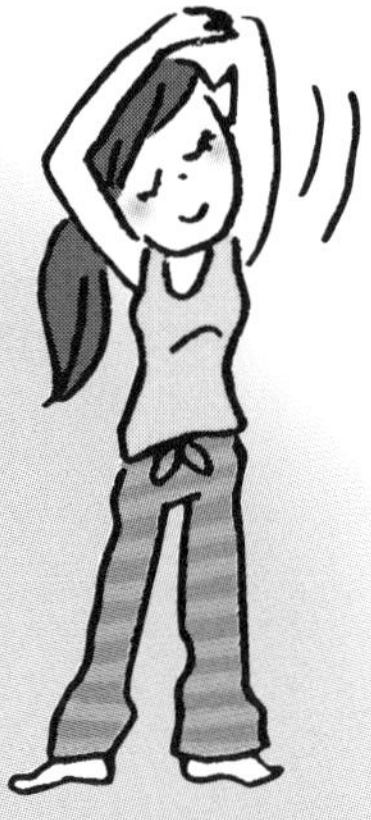

室内

背伸び

ストレッチ

家事

最初は、座っていてもできることから

ペットの世話

（といっても、いっしょに遊ぶだけ）

コツ

早めに行動

　病気の症状で機敏に動けません。夕食のしたくなど、たっぷり時間がとれるよう、早めに始めます。

近くに買い物

花に水やり

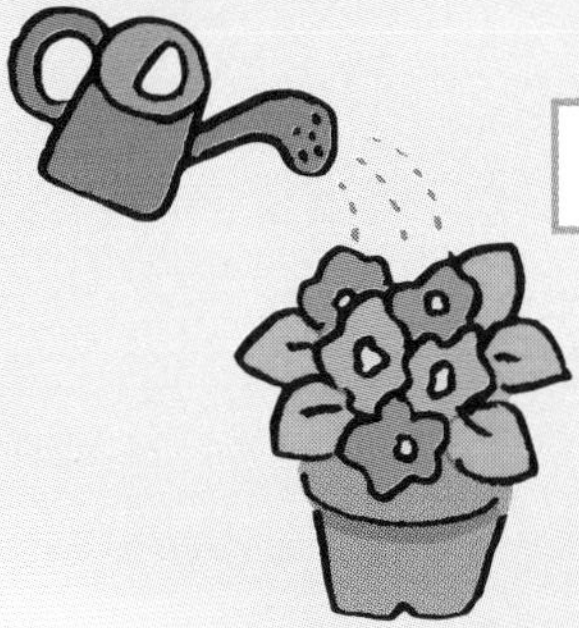

家の周囲

短時間ですむことを。慣れてきたら、じょじょに範囲を広げる

散歩

コツ

テーマをもつ

　ただ歩くだけ、ではモチベーションが上がりません。花をみる、季節を感じるなど、テーマをもって歩くといいでしょう。

ペットと散歩

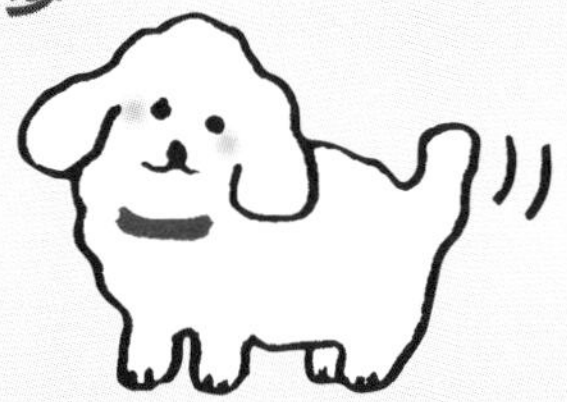

活動範囲がじょじょに広がる

無理に動こうとしなくても、自分から動きたくなります。その気持ちを大切にしてください。

コツ

好きなことを

運動を義務にせず、なにをすればいいかとあまり悩まず、好きなことをすればいいのです。

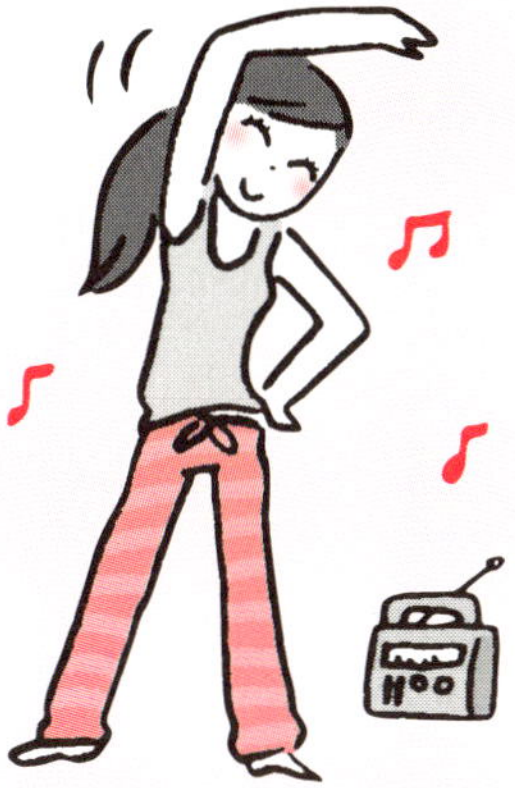

ラジオ・テレビ体操
ヨガ
太極拳

外で

雑踏は避け、マイペースでできることから始める

注意

体力が落ちています

寝たり起きたりの生活が長かったので、体力は落ちています。以前のように動けなくても当然です。できたはず、と過信しないよう、注意してください。

コツ

数回に分けて

買い物は一度にすませず、数回に分けます。運動量も増えるし、大量の荷物を運ぶこともありません。

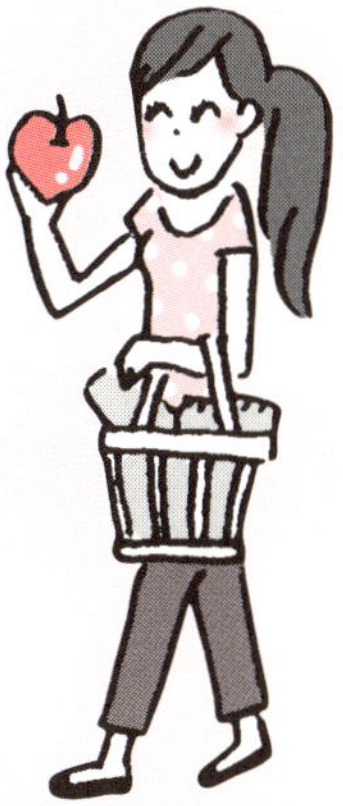

買い物
階段の上り下り
ハイキング
ドライブ
通院
デイケア

動けるって気持ちがいい

楽しいときやうれしいときは、からだが温かいような軽い感じがします。不安やうつが強いときには、からだが冷たくかたまっているように感じます。こころとからだはつながっているのです。

それなら、からだを動かせば、こころも動くはず。実際、からだを動かすと気持ちが楽になったという人は多くいます。

仲間を得てリカバリーをスタート

活動範囲が広がってくると、病院などが主催するデイケアに参加する人は多くいます。仲間を得て自分の気持ちを話すことができれば、病気からの回復は着実に進みます。

デイケアへの参加

昼間の活動であるため生活リズムをととのえる一助となったり、同じ病気の人と知り合い、仲間を得ることもできます。

相談 紹介

デイケアに参加したいなら、その旨を相談し、おこなっているところを紹介してもらう

- **精神保健福祉センター**
  地域のセンターにたずねてみる
- **主治医**
  自分の病状と考えあわせて、デイケアを紹介してもらう
- **その他**
  ケースワーカー、臨床心理士など

↓

申し込み

予約が必要なこともある。事前に確認し、申し込む

↓

見学

どんなことをしているのか心配なら、見学させてもらえるか相談を

↓

決定

自分に合ったところがみつかったら、参加する

プログラムの内容

デイケアをおこなう病院やクリニック、精神保健福祉センターなどによって、内容は違います。ミーティングや勉強会、ピアカウンセリングをおこなうところが多いようです。

ピアカウンセリング

同じ病気を経験した人どうしが、自分の経験を話す場です。進め方は場所によって異なりますが「自分は～した」というように、ただ体験談を話すことは共通です。互いの話を聞くことで、自分なりにヒントをつかんでいきます。専門家が同席するところもありますが、アドバイスはおこないません。

孤立しないことが大きな励みになる

うつ病はつらいものですが、とりわけ孤独感に苛まれ、苦しんでいる人は多くいます。だれにも話せず、悶々とした思いはスパイラルのように落ち込みます。孤独はうつ病の大敵です。

たとえ病気でなかったとしても、悩みや心配ごとはだれかに話すだけで楽になるものです。相談相手としては家族や友人もいますが、このようなことを話すのは申し訳ないという気持ちが先に立って、言えないこともあります。

同じ病気の経験をもつ仲間がいれば、話もできるし、情報も得られます。同病の人どうしのほうが、理解しあえるという人は少なくありません。仲間が得られればリカバリーはいっそう進みます。

本人の体験談

リカバリーという言葉を知った

デイケアのプログラムで心理教育を受け、そこで初めてリカバリーという言葉に出会いました。病気であってもすばらしい人生を送っている人たちを知り、感銘を受けました。

自分にも可能性があると希望を感じ、リカバリー力《りょく》が少し上がりました。

キーワード

リカバリー

リカバリーとは「回復」「改善」などの意味ですが、病気が治ることだけを言っているわけではありません。意味するところはもっと広く、自分らしく生きることまで含んでいます。ですから、人によってリカバリーの内容は違ってきます。

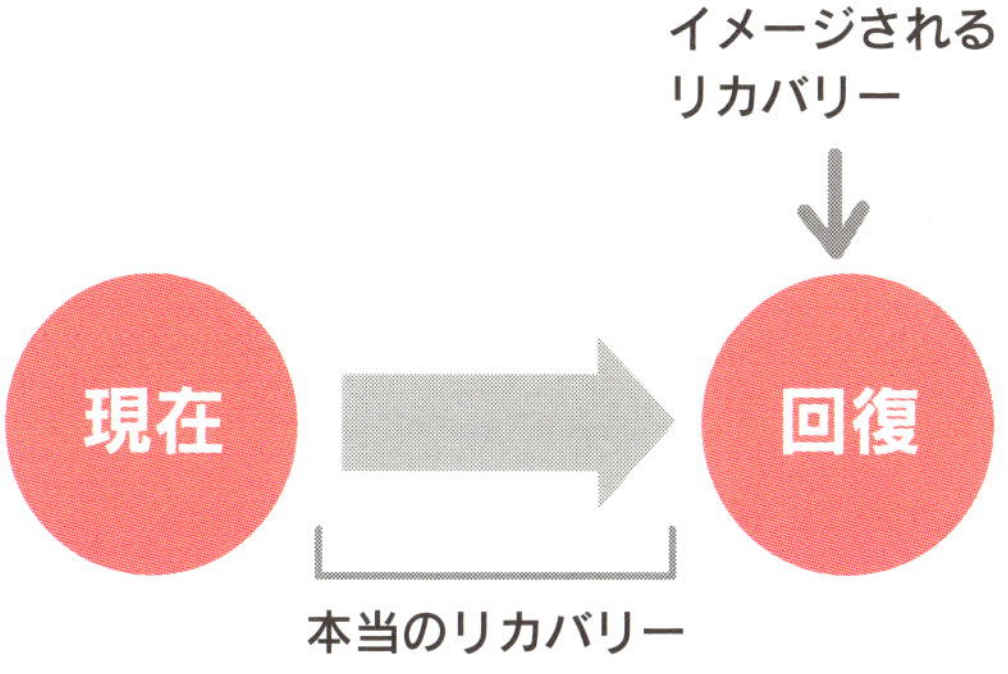
イメージされるリカバリー
現在
回復
本当のリカバリー

「結果」ではなく「経過」こそがリカバリーともいえる

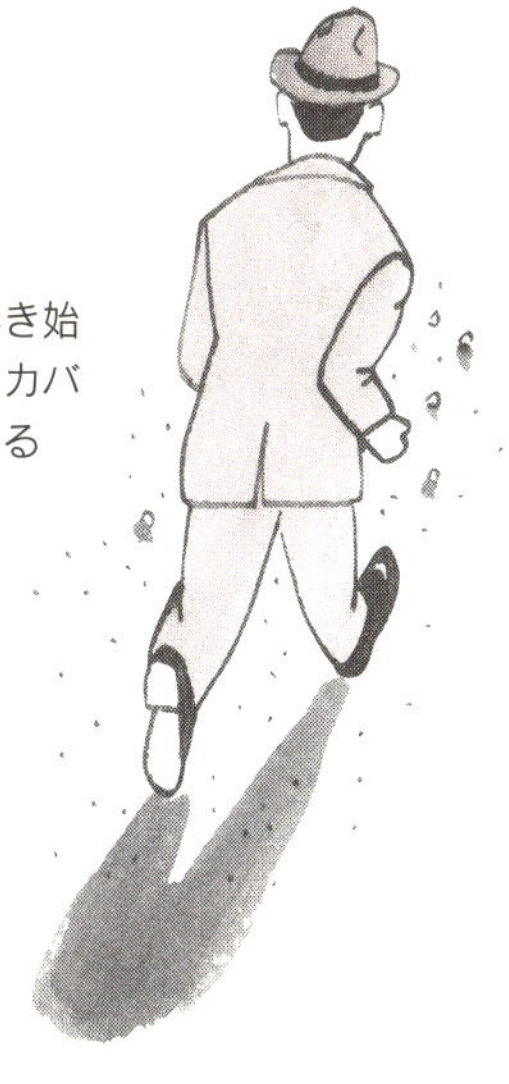

回復に向かって歩き始めたときから、リカバリーは始まっている

解説コラム

女性のほうがうつ病になりやすい

うつ病は女性の患者さんのほうが多いのです。その理由はいくつか挙げられます。なかでも、もっとも大きな理由は、社会的な地位が弱く、ストレスが多いことです。また、妻、母と役割が変化すること、近所づきあいや親戚づきあいのほか、ＰＴＡ関係など、気をつかわなくてはならない人間関係が多岐にわたることなどもあります。働く女性は、男性と同じように労働にかかわるストレスにもさらされています。

その他の理由として考えられるのは、性ホルモンの変化です。一生を通じて、妊娠・出産、閉経など、性ホルモンの分泌量が変化する時期があり、その時期に発病したり再発したりする人が多いのです。

それに女性は、苦しみをこころにかかえて思い悩む傾向があるようです。ぐちを言ったり、相談できる人の存在は重要です。

患者数の男女比

（千人）

	入院	外来
女性	18.4	49.1
男性	10.3	31.0

数字は躁うつ病を含む気分障害で治療中の患者数

厚生労働省「平成 20 年患者調査」

女性がうつ病になりやすい時期

月経

高温期にうつ的になったり情緒的に不安定になったりする人が多い

妊娠中

他の時期と同じようにうつ病になる可能性がある

出産時

マタニティーブルーといううつ的状態は産後１～２週間でなくなる。なかには重症化する人がいる

育児期

産後半年間はホルモンバランスが崩れ、うつ的になりやすい。育児がうまくできないと思い込むことも

閉経期（更年期）

性ホルモンの低下時期。子どもが独立して孤立しやすく、それがうつ病のひきがねになりやすい

5

本人④

歩みを社会復帰につなげる

病気が回復してきても、
経済的な心配、再発の心配など、
問題が山積しているのが現実です。
元の生活に戻れないことも
覚悟しなくてはなりません。
人生のリセットです。

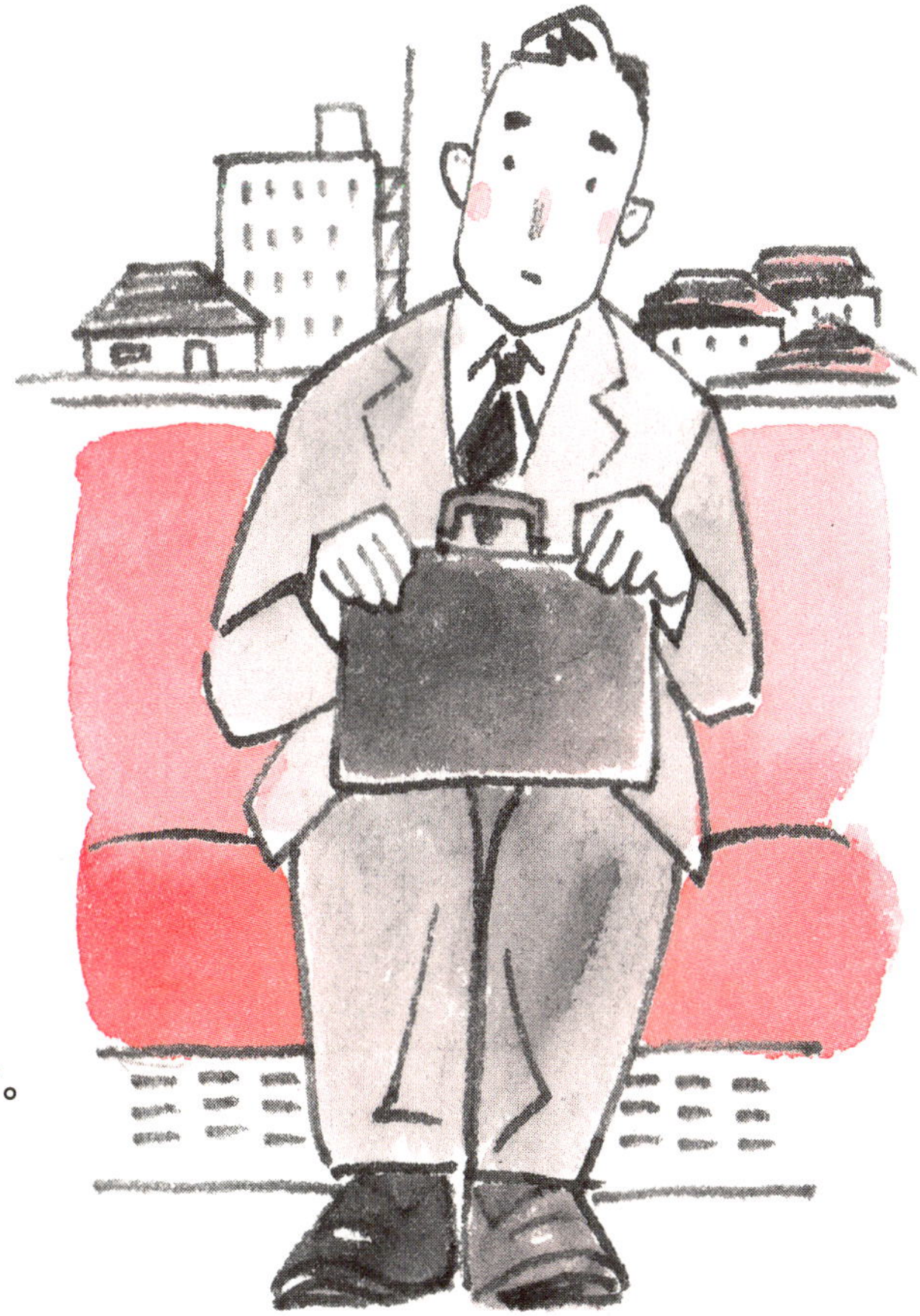

不安のもとになるのは仕事のこと

元の職場に復帰できるかどうかは、療養中のいちばんの心配ごとです。仕事の有無は、経済面、社会面から、将来の生活設計に直結するためです。

職場に戻りたいが……

病気が少し改善してくると、仕事のことが気になってきます。元の職場に戻れるかどうかを案じます。

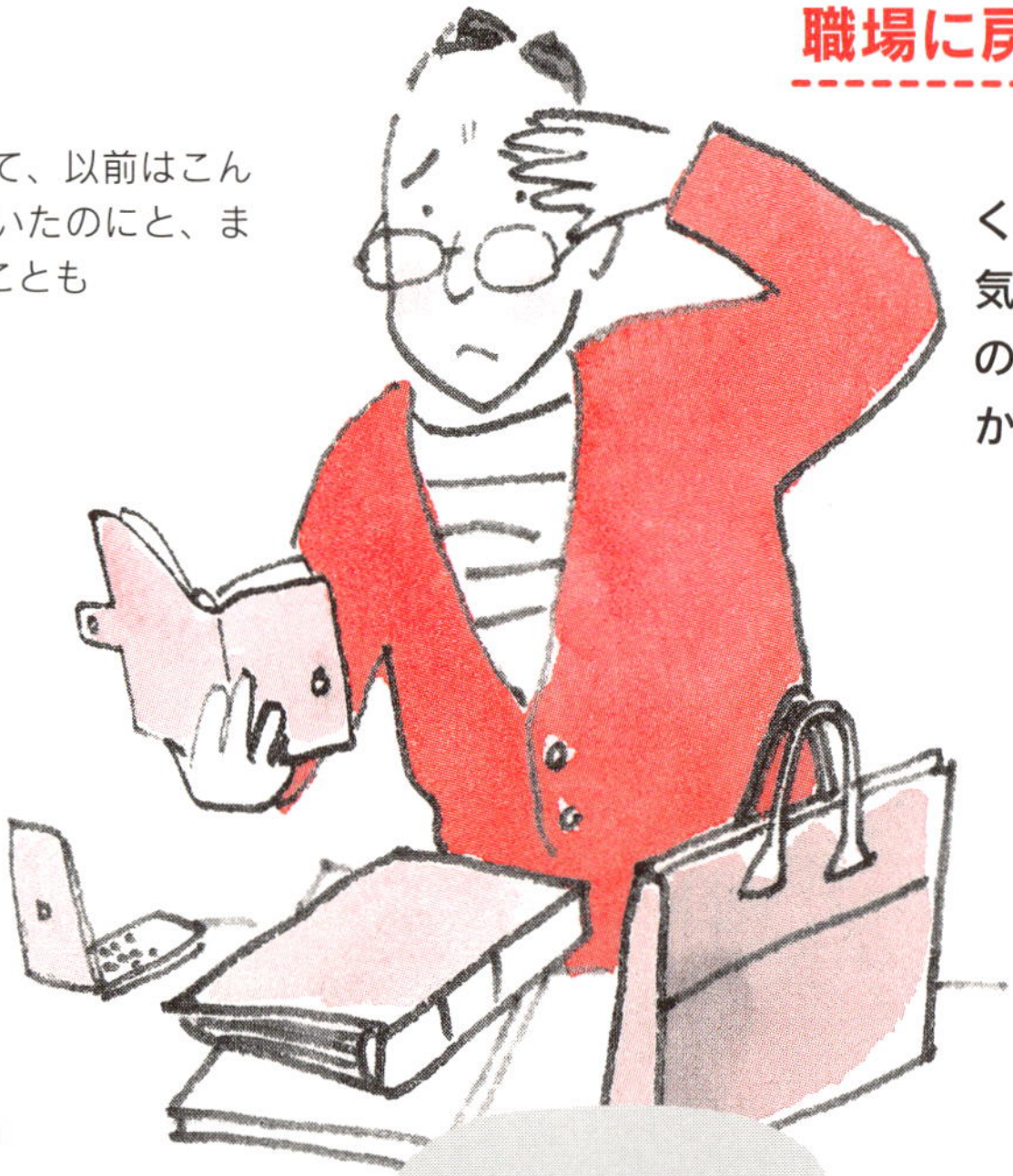

手帳を眺めて、以前はこんなに働いていたのにと、また落ち込むことも

本人の気持ちは

長く休んだらクビになるのではないか

一日も早く戻りたい

会社に戻らないと席がなくなる

もう以前のようにバリバリ働けないのか

前と同じ職場に戻ったら、また悪くなるかも

これ以上休めない。ちょっとつらいけど、顔だけ出そうか

つねに会社のことが気にかかる

貯金を切り崩して生活するのは限界だ

仕事＝収入 ＋ **仕事＝社会的立場** ➡ **失う？**

いちばんの心配は仕事のこと

療養しているとき、もっとも気にかかるのは仕事のことです。

元の職場に復帰できるのか、復帰しないとリストラされるかもしれないと心配です。復帰できたとしても同じ仕事では再発するかもしれません。職場を替えようとしても、どういう道筋で就労できるのかもわかりません。不安はふくらむばかりです。

なぜ不安なのかをつきつめて考えれば問題がしぼれ、解決できることもあります。まだ休んでいてだいじょうぶなのだろうか、という心配なら、会社に確認すればいいのです。そのうえでしっかり休養することを考えます。

いつになったらよくなるのだろうと心配なら、主治医にたずねてみます。経過や今後の治療法、見込みなども確認します。

いつまで休めるか確認を

会社の就業規則には、休業期間が決められているはずです。最大限いつまで休めるのか、その間の給与はいくらなのかなど、確認を。自分で言い出せないなら、家族を通じて聞いてもらってもいいでしょう。

本人の体験談　夢だった仕事につけたのに

小さいころからテレビ局で働くのが夢でした。念願かなって番組制作会社で働きはじめたのですが、震災の映像にショックを受け、不眠や嘔吐も。自分には向いていなかったのかもしれないと思い、休職後は、ほかの仕事につくことも考えています。

復帰の原則

復帰にはいくつかの注意点がありますが、とりわけ重要な原則と注意は以下の２つです。

原則　仕事が合わなくて発病したのなら、仕事内容を変えることを検討

同じ職場に戻るか、同じ業務に戻るかを分けて考える

注意　元の職場に戻るかどうかは再検討

原則　最初からペースを上げすぎない

「こんなことをしていられない」「申し訳ない」などと思ううちは危険

注意　こころのなかに焦りがないか

十分に話し合いスムーズに復帰したい

家族への申し訳なさと仕事の心配から、焦って早めに復職し、再発する人は少なくありません。医師にだいじょうぶと診断してもらってから職場と話し合うようにします。

話し合いを

主治医と、職場に産業医がいる場合には、双方に相談します。復帰してもいいと診断されたら、職場に相談します。

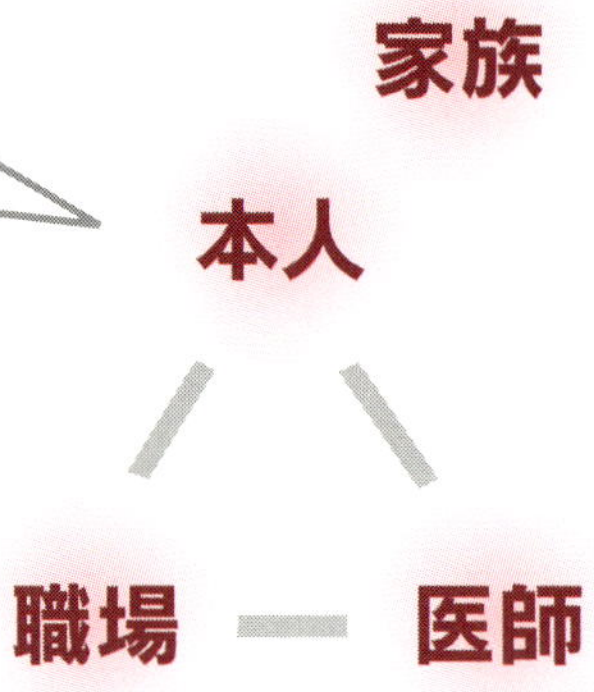

復職を考えたらまず家族に相談。本人の気づかない焦りがあるかもしれない。職場には働き方の希望、意思、心配なことなどを伝える

本人の要望を受け入れられるかどうか検討。本人への配慮とともに職場全体への配慮も必要

主治医は精神科医でも産業医は違うこともある。それぞれの立場から復職へのアドバイスをもらう

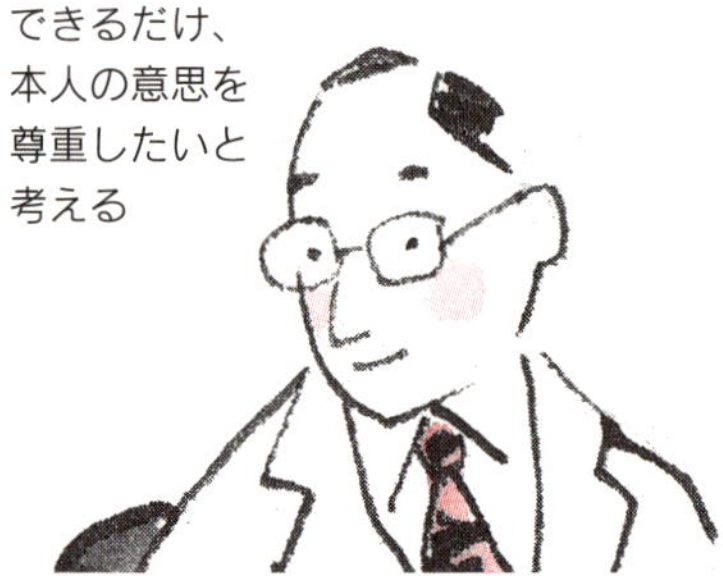
できるだけ、本人の意思を尊重したいと考える

今後の働き方への意思を伝える

元の仕事に戻るかどうか、最終的に決めるのは本人です。働き方や仕事の内容、待遇など、要望があっても遠慮しがち。しかし、黙っていると職場も困ります。

たとえば職場の人間関係がうつ病の原因だったと思うなら、異動を希望するなど、意思を伝えておくほうがいいでしょう。

職場の声（ちょっぴり本音）

もっと知っておくべきだった
あとになって、病気の知識が不十分だったと思った。もっと適切な配慮ができたはずだ

なんであの人だけと思われる
個人情報保護のため病気をふせて復職。職場から遅刻・早退・休憩時間など特別扱いしていると苦情が出た

責任ある仕事には
いつ具合が悪くなるかわからないので、責任ある仕事を任せるのは不安

会社にとって損失
ベテランだったので戦力が欠けるのは損失

EAPという制度

Employee Assistance Programの略。企業のこころのケアをおこなう外部機関で、職場や個人のストレス評価をおこなったり、カウンセラーによる電話相談をおこなったりします。

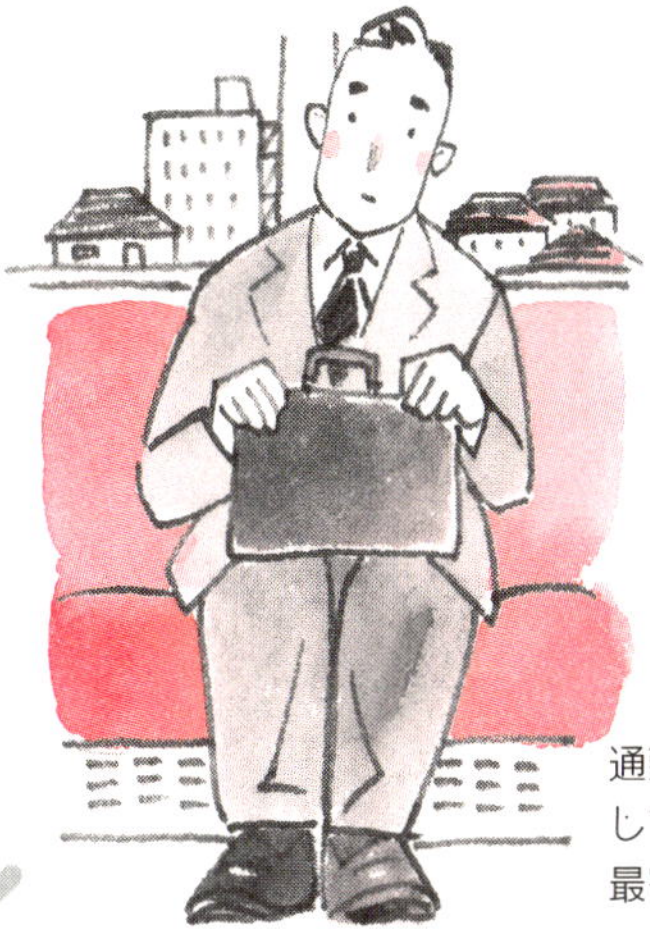

復帰は段階的に

仕事に戻る場合、以前と同じ働き方をするのは無理でしょう。こころもからだも少しずつ慣らしていきます。

通勤は毎日のこと。混雑していない時間に会社の最寄り駅まで行ってみる

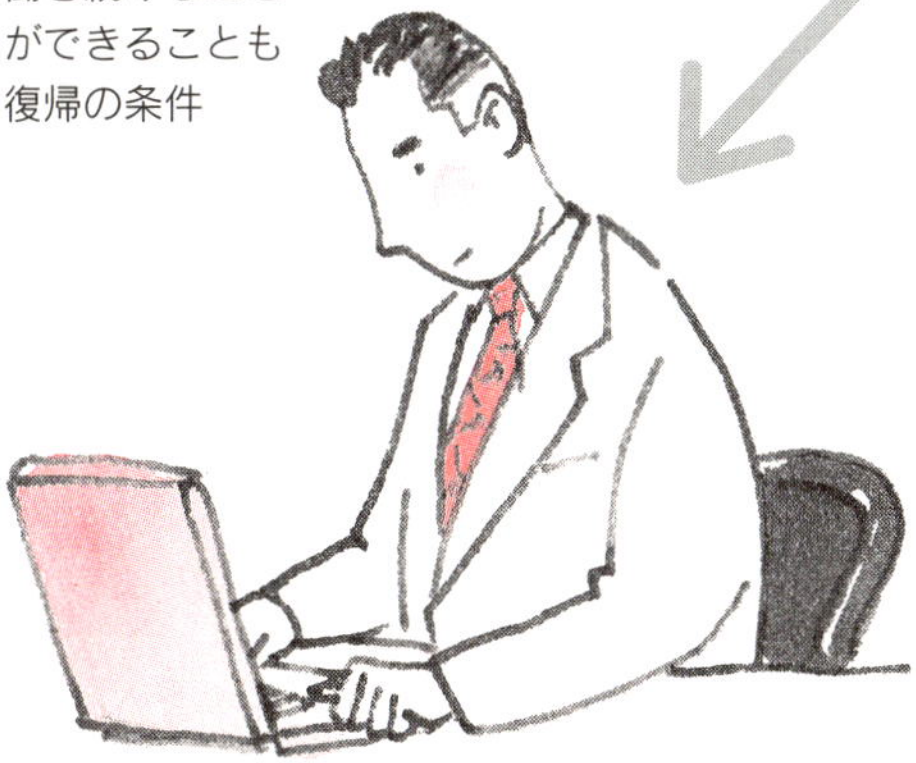

まとまった時間働き続けることができることも復帰の条件

プログラムに沿って

厚生労働省で作成している職場復帰支援モデルを参考にするのもいいでしょう。そのほか、以下のようなプログラムもあります。

- 地域の障害者職業センターでは復職訓練をしているところもある
- 職場復帰訓練（パソコンの打ち込み、書類の整理など模擬出社）を請け負う企業ができてきた
- うつ・気分障害協会（MDA-JAPAN）でも復職支援プログラムを用意している

本人の体験談

自分に合った仕事を淡々とこなす日々

二年ほど前、職場の人事異動からうつになりました。半年後に元の職場に戻してもらい、投薬治療を続けながら、とくに問題なく仕事をしています。

仕事はどちらかといえば、目の前のものを淡々とこなす作業で、企画・創造系のものではありません。部下もおらず、いわば一作業員ですが、今の私には合っていると思います。

会社はリハビリ施設ではないと言われた

復帰の相談をしているとき、まだフルに働けないので、時差出勤をさせてほしい、夜勤も残業も無理だと思うと伝えました。そのとき、会社の元上司から「うちはリハビリ施設じゃない」と言われ、ショック。今までどおり働けるまで休んでほしいと言われました（注：会社によって対応は違う）。

自分にできる働き方を考える

元の職場に復帰しない場合、新たに職を探さなければいけません。経験を生かしたい、こんな仕事に就きたいという思いよりも、できるかどうかで考えていきます。

ライフ＆ワークバランス

これまでの生活はがんばりすぎていたかもしれません。うつ病の経験は、生活のバランスを見直すいい機会ととらえられます。

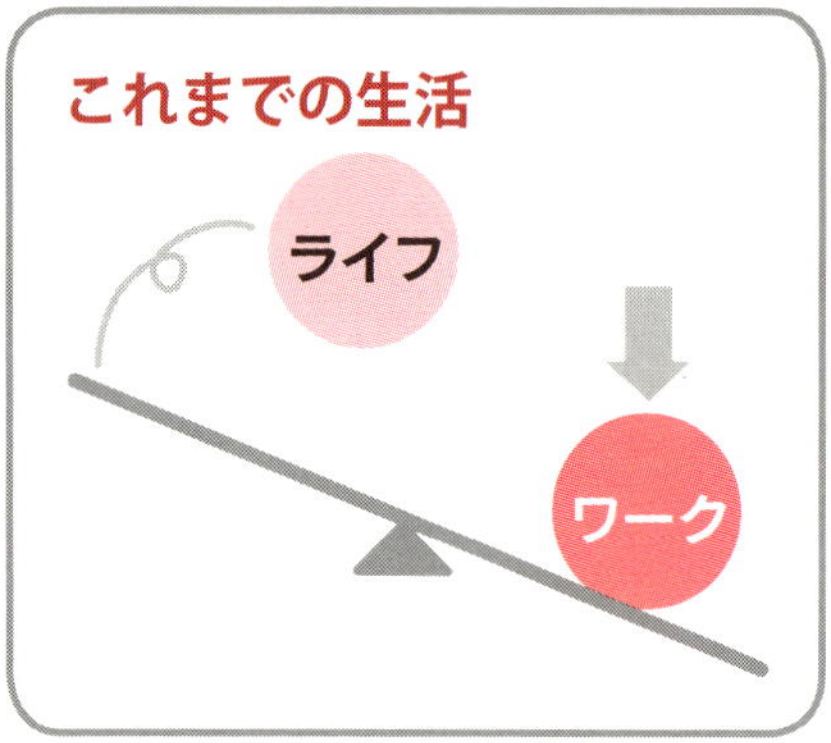

家庭を顧みず働き続けるなど、ワークの比重が大きすぎた

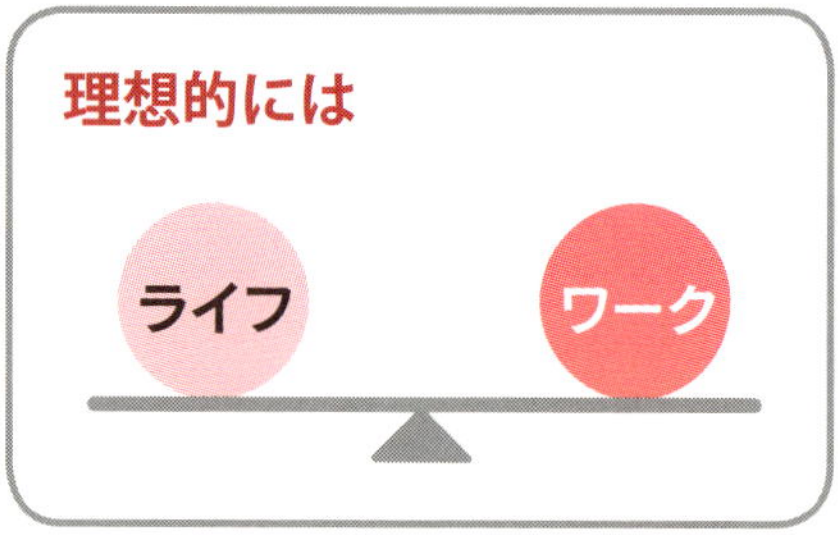

働き方を柔軟に考える

なんらかの理由があって、元の職場に戻れない場合、新しい仕事を探すことになります。これまでの働き方とは別の、既成概念にとらわれない働き方も考えます。

理由

休職期間がなくなった、今までどおりの働き方はできない、無理をしていた、会社が精神疾患に無理解など

一日４時間勤務

自宅の近所で軽作業をみつけた

妻と役割を替わってもらった

アシスタント的な、責任の重くない仕事にした

自宅勤務ができる作業の担当になった

週４日の仕事に就いた

自分にできる仕事という視点で

新しい職を探す場合、これまでの生活を考え、能力的にも精神的にも、自分になにがどこまでできるかを考えます。就きたい仕事より、就ける仕事という現実的な考え方をせざるをえません。

新しい仕事、新しい職場で人生をリセットするのは、ひとつの選択肢です。一方、環境が変わるリスクがあることも考えておきます。

なんのために働くかを考えてみる

もう一度、自分にとって働く意味を考えたという人がいます。どんな仕事にも苦労や不満はつきものですが、働く意味がぶれなければ続けられるといいます。

仕事が続けられるかどうかが不安だという声は多いようです。しかし、病気の有無にかぎらず、そうした不安は現代の労働者の多くがもっているものでしょう。

本人の体験談
オープンにしても採用されました

毎週一回ハローワークに通い、こつこつとやっていましたが、やっと面接にこぎつけ、採用の通知が届きました。

うつ病を開示し、六時間勤務。朝が弱いので午前一〇時三〇分の出社を認めてもらいました。

これからはマイペースで仕事をしていこうと思います。支援してくださった方に感謝です。

就労までに解決しておきたい問題点

再発したときはどうするか
今後の通院の見込み
職場にどのくらい公表するか
働き方について

- 仕事の内容
- 仕事の量
- 勤務時間
- 待遇

面接ではオープン？クローズ？

精神障害者枠で面接を受ける場合はオープンになります。一般企業では、その企業がどのくらい理解してくれているかがカギ。精神疾患への偏見を感じるという人も多くいます。

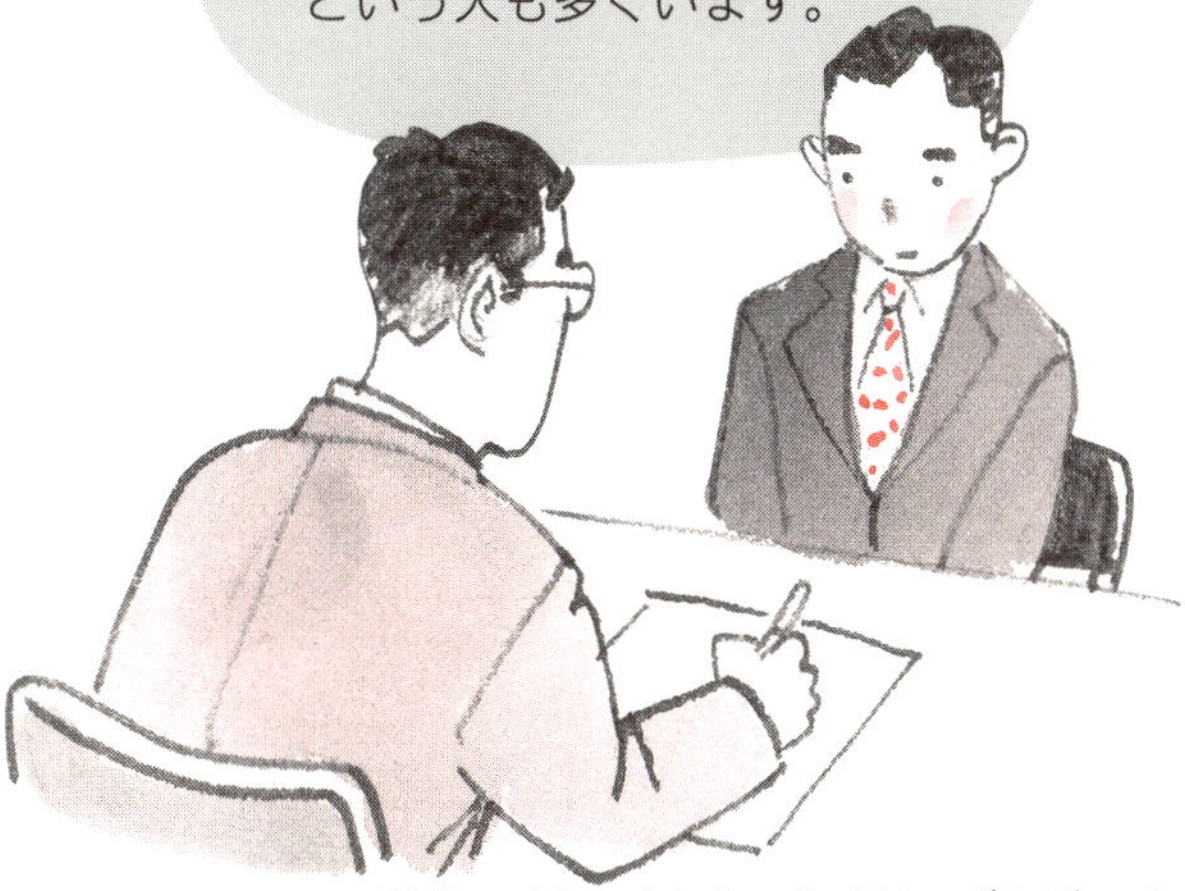

面接で「うつ病になったのは、がんばってまじめに働く性格だったからだと思います」と言った。採用になったのは、それがプラス評価につながったのかもしれない

障害者という立場を受け入れるか

就労してもフルに働けなかったり、なかなか就労できなかったりする場合、福祉的なサービスや制度の利用を考えるのもひとつの方法です。しかし、本人のこころのなかは複雑です。

治る病気なら「患者」のままで

就労しないと、収入の途がとざされてしまいます。そこで考えるのが「精神障害者」として福祉サービスを受けるかどうかです。

福祉サービスや制度を利用すると障害年金、医療費補助、家事援助など、たすかることがたくさんあります。雇用の面でも、障害者枠を利用すれば、就労の機会が増え、企業側の理解も得られます。

しかし、「障害者」ではなく「患者」のままでいたいという思いをもつ人は多くいます。それも社会の偏見があることを、身をもって感じているからでしょう。また、うつ病は治る病気だからということも、患者のままでいる大きな理由です。

治るまでが長くなると

回復するまで長期間にわたることもあります。

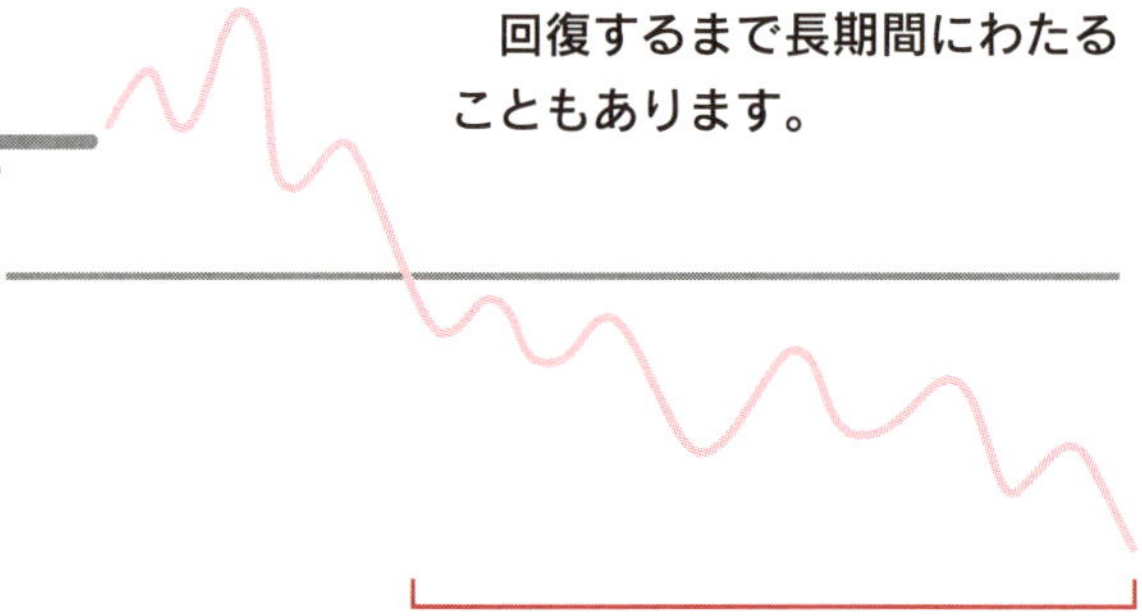

再発に注意しながら

回復した人として働ける。再発に注意しながら、仕事によっては一般就労も可能

この期間は人それぞれ

数年かかる人もいる。1年以内でも、企業によっては休職期間が終了してしまう

障害者として福祉制度を利用

経済的支援の例

- **障害年金**
- **特別障害者手当**
- **特別障害給付金**
- **医療費補助**
- **公共料金割引**
- **税金の免除・減免**

このほか、育児支援、家事支援なども受けられる

収入の途

療養期間中でも収入を得る方法はいくつかあります。ただし、これまでの雇用形態や収入によって違います。

雇用保険（失業手当）、
生活保護、傷病手当金

みんなの工夫

支出をなるべく抑えるよう、いろいろな工夫をしています。日々の節約のほか、交際費や、家電が壊れたときなど、想定外の支出への備えもしておきたいものです。

昼間は図書館で過ごす

光熱費が節約できるうえ、新聞や雑誌も読める。カウンターの人と話もできるし、ひとりで家にこもっているよりずっといい

家計簿をつけて管理

一日に使える金額を決めてやりくり。支出が多かったら翌日は倹約するなど。医療費控除に使えることもあるので、レシートは必ずとっておく

携帯料金の節約

携帯電話のショップに行けば、不要な契約をしていないか、契約内容を見直してもらえる。長電話をしない、なるべくメールですませるなどの工夫も

リサイクルショップを利用する

安いので不要なものをつい買わないように注意。ひんぱんに足を運んで、本当に必要なものがあるときだけ買う。売れるものは売る

予算をたて封筒に分けておく

食費、光熱費など1ヵ月の予算を決め、封筒に分ける。余ったら余剰金の封筒へ。家電が壊れたなど予定外の費用はそこから出す

100円ショップの利用

消耗品、布類など日用品はほとんどそろう。なかには粗悪品もあるので注意

100円貯金、500円貯金

財布の中にある硬貨は貯金箱へ。義務にするとかえって負担になるので、目についたときだけ

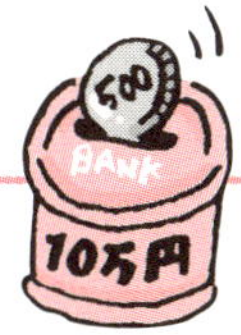

節約術のような本を読む

やはりプロの意見は貴重。入手しやすいパンの耳でお菓子をつくったり、漬物までできる。そのほか自分にできることは実行する

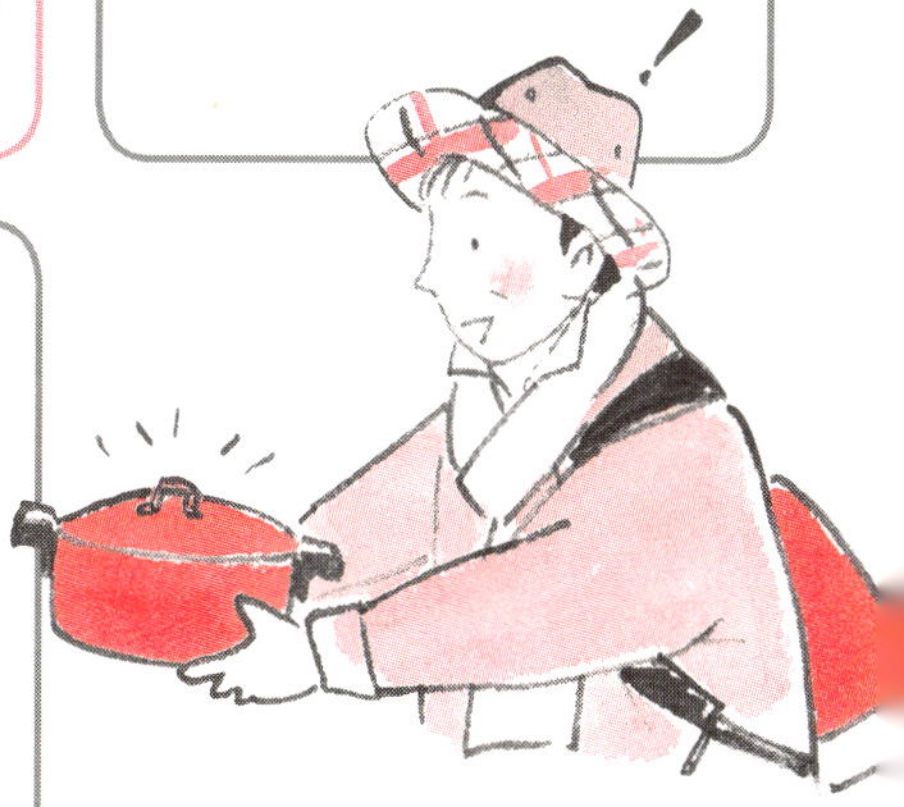

バザーで掘り出し物発見。人には不要のものでも、自分にとっては別

QOL

余暇が充実すれば生活が充実する

これまで暗く長いトンネルを歩き続け、ようやく出口がみえてきた気分です。自分のこころと家族を大切にすることを考えます。

うつ気分を楽しい気分に取り換えていく

暗かった気分を意識的に明るくする方法として、これからやりたいことを想像して、決めておくのもよいでしょう。

もっと人生を楽しんでいいと、自分を励まします。

余暇にしたいこと

なにをしようかと、考えるだけでも楽しくなってきます。

- ビデオをみる
- お弁当づくり
- ケーキづくりに挑戦
- 園芸、家庭菜園
- 通信教育を受ける
- 手芸
- 喫茶店に行く
- ギターをひく

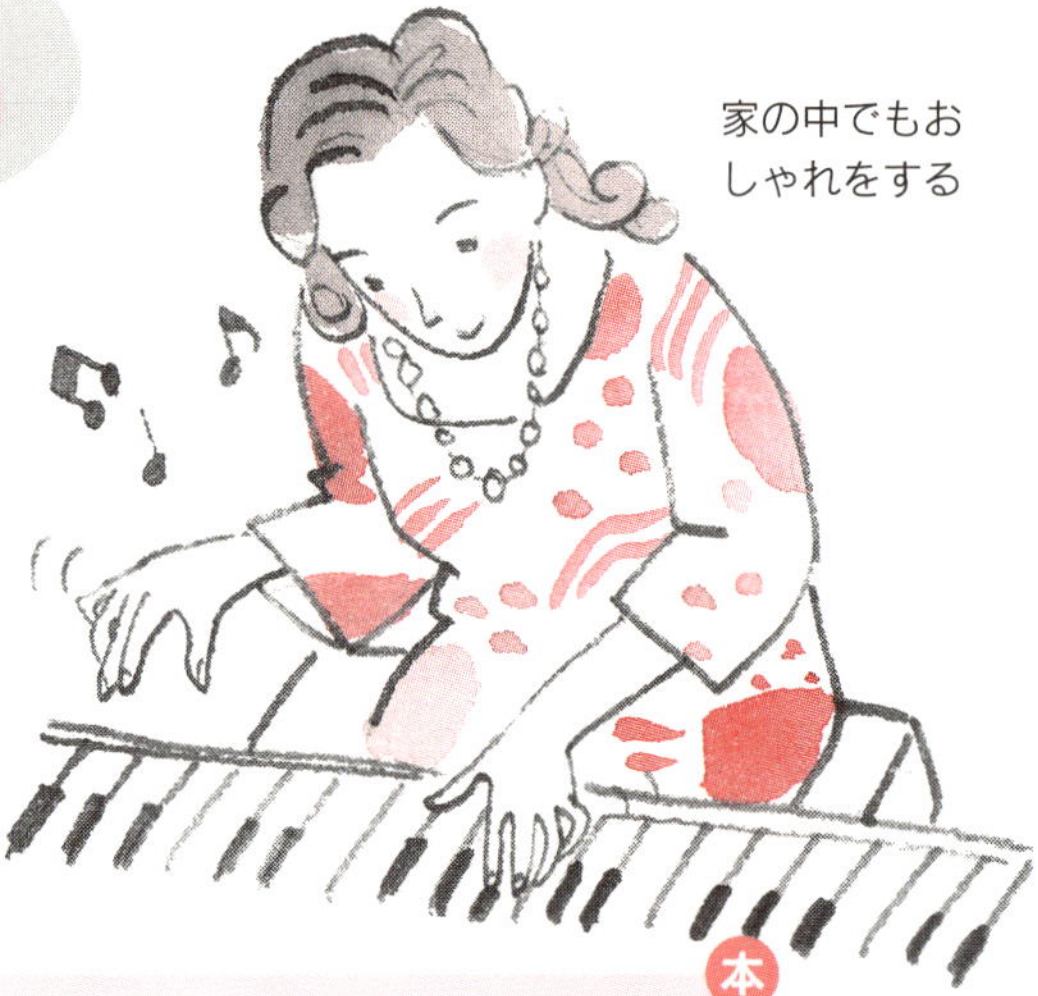

家の中でもおしゃれをする

下手でもだれかに聴かせるわけでもないと、自由にピアノをひく

本人の体験談

書道を習い座右の銘を壁に貼った

家にとじこもっていたので、運動をする自信はまったくありませんでした。もともと字を書くことが好きだったので、書道をすることにしました。子どもが近所の書道教室に通っていたので、いっしょに行ってもいいかなと思ったこともあります。

先生がとても明るい方でしたし、書道は意外に私に合っていたようで、長く続いています。週一回ですが、最大の楽しみです。

「千里の道も一歩から」という言葉が好きで、清書して壁に貼りました。私を励ます言葉になっています。

家族関係の修復も大切

具合が悪いとき、自分をコントロールできなくて、家族にあたってしまったり無視したり。家族も病気とはわかっていても、がまんならないこともあったはずです。

多くの人が家族の大切さを痛感しています。あのときは申し訳なかったと思うなら、言葉に出してあやまっておきたいものです。「家族のだんらん」という言葉と縁遠かった生活も、そろそろ終わりです。

夫へ、妻へ

いちばん身近にいたからこそ、気持ちをぶつけてしまったのです。最初にあやまっておきたい。これまで自分を支えてくれたことへの感謝の意も伝えます。

親へ

いくつになっても子は子。心配していたはずです。それがわかるから親孝行をしたいけど、どうしていいかわからないという人も。自分が元気だと伝えることが、なによりの親孝行です。

子どもへ

こころの病気を理解できなかったり、はっきりと説明していない場合もあります。元気になったよ、と伝えれば、わかってくれるでしょう。

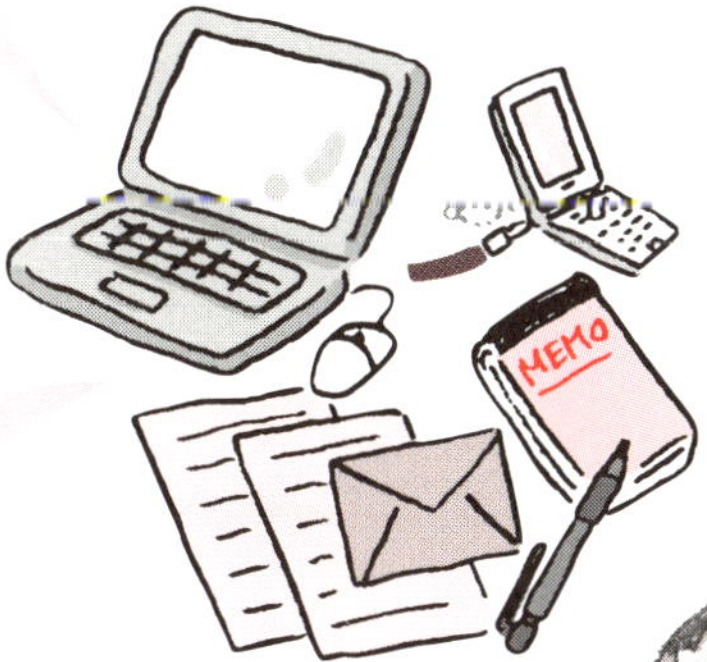

直接口に出して言えないなら、手紙やメールで伝えるという方法もある

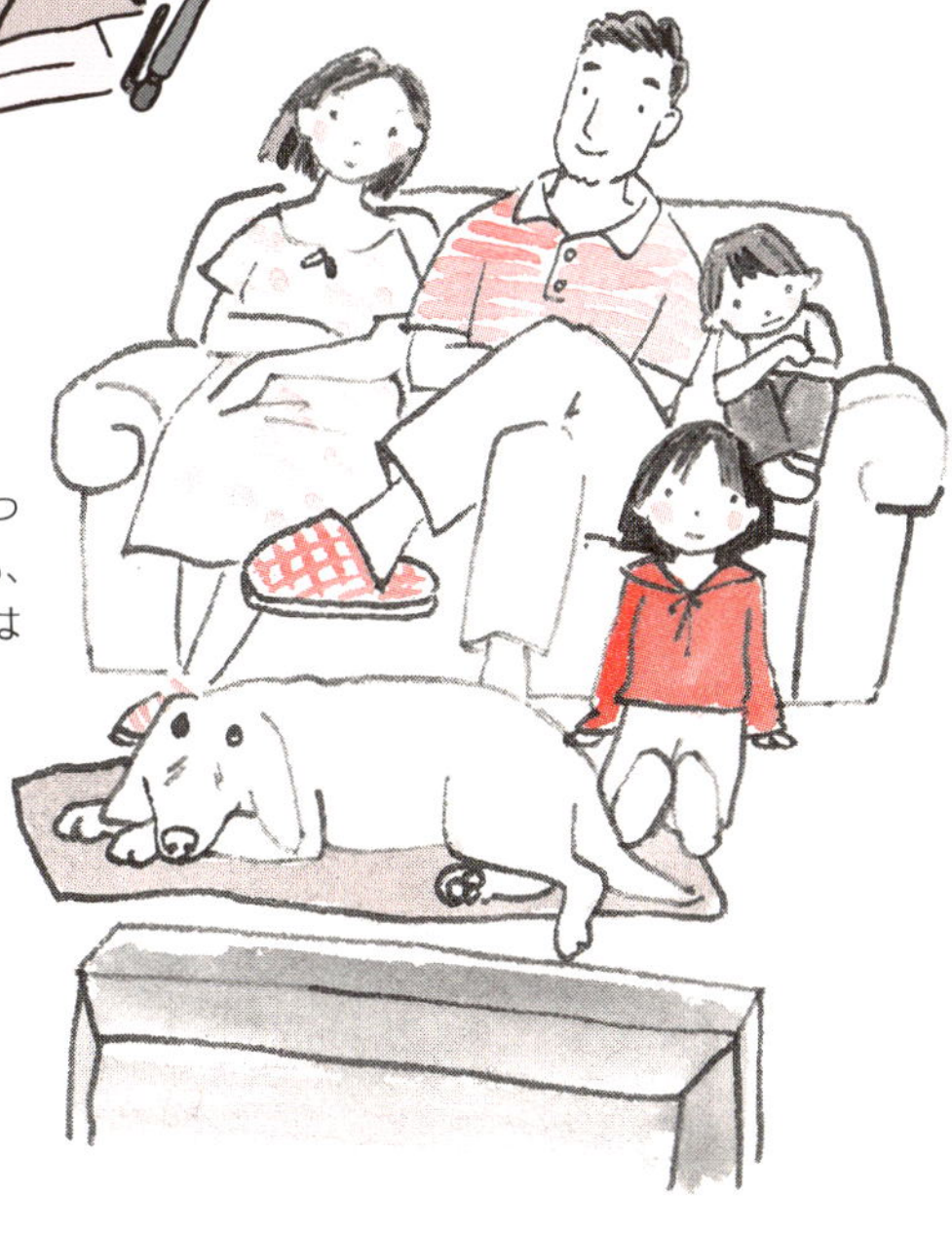

テレビをみて、いっしょに笑うだけでも、元気になったことは家族にわかるはず

大コラム

こころの病気がある人へ さまざまな情報を発信する「コンボ」

NPO法人コンボ（地域精神保健福祉機構）は、こころの病気がある人たちが地域社会で主体的に生きていくことができる仕組みづくりを目指しています。

コンボが大切にしているのは、病気や障害がある人の立場や視点に立った情報提供で、メンタルヘルスマガジンや書籍の発行、講演会や研修会などを開催しています。

とくに力を入れているのが、メンタルヘルスマガジン『こころの元気＋』の発行です。回復力を高めるコツがわかる雑誌を編集方針としています。病気を改善するための医療知識だけでなく、健康な部分を増やす工夫や、生活のなかで困ってしまうことへの対処法をわかりやすく伝えています。この月刊誌では、表紙の写真に、こころの病気がある人に参加してもらっています。

コンボは、こころの病気があっても、自己実現ができることが当たり前の社会を目指して、さまざまな活動をおこなっています。

コンボの活動

- 雑誌、ホームページなどによる情報提供
- 書籍発行
  ＤＶＤ発行
- 家族学習会の開催、プログラム作成
- 専門家による講演会の開催
- 他団体との連携事業

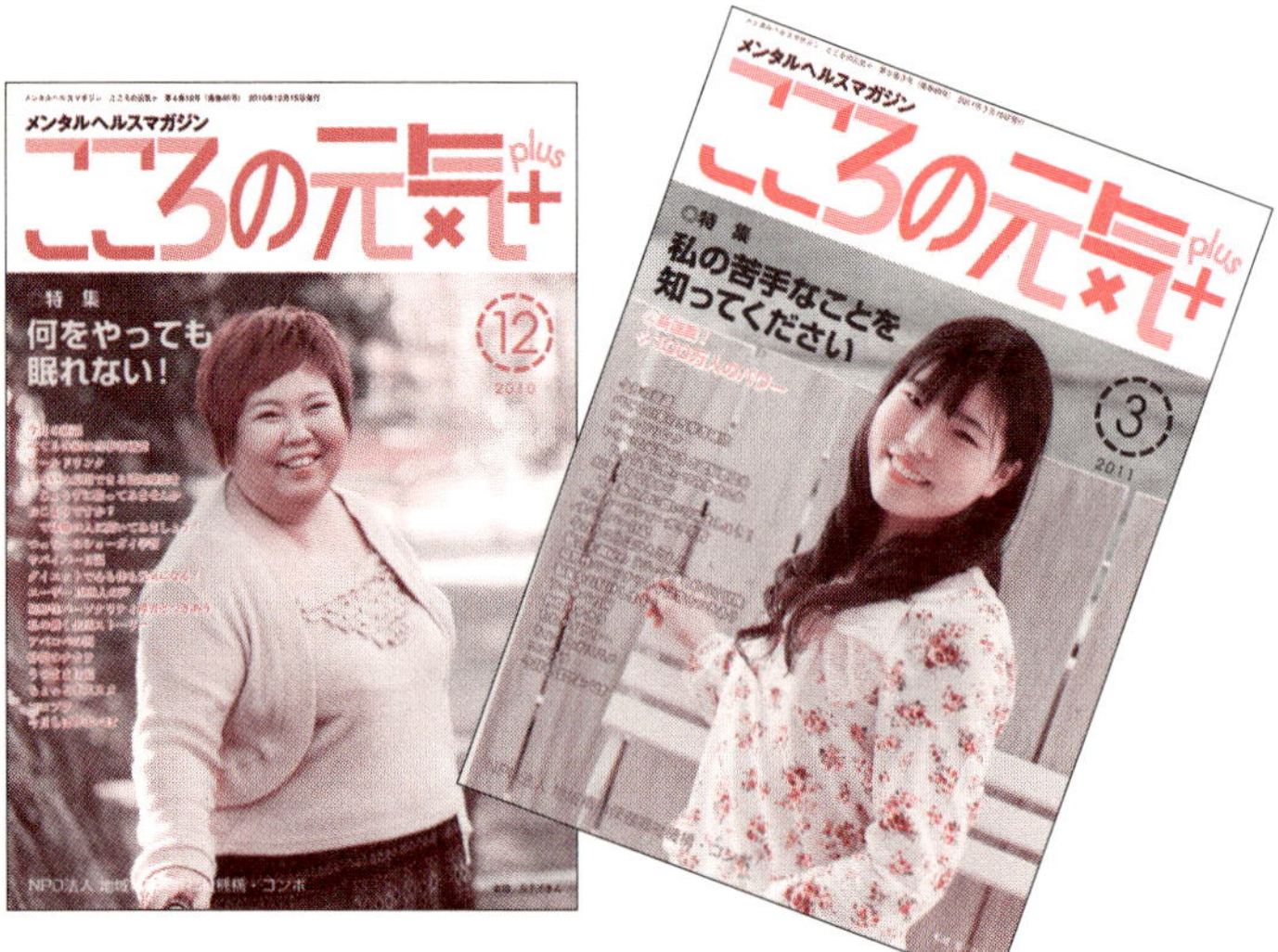

月刊誌『こころの元気＋』の発行。最新の医療情報とともに、患者さんの体験談を数多く掲載し、将来の自信へとつなげます

☎ 047-320-3870　http://www.comhbo.net/

大野裕（おおの・ゆたか）
認知行動療法研修開発センター理事長。元慶應義塾大学教授。1950 年生まれ。慶應義塾大学卒。同大学の精神神経学教室に入室。コーネル大学医学部、ペンシルバニア大学医学部への留学を経て、独立行政法人国立精神・神経医療研究センター認知行動療法センター長を務めたあと、現職。精神医療の現場で注目されている認知療法の日本における第一人者。日本認知療法学会理事長。日本ストレス学会副理事長、日本うつ病学会や日本不安障害学会の理事など、諸学会の要職を務める。主な著書に『こころが晴れるノート』（創元社）、『「うつ」を治す』（PHP 新書）、『はじめての認知療法』（講談社現代新書）ほか多数。認知療法活用サイト「こころのスキルアップ・トレーニング（ここトレ）」「うつ・不安ネット」発案・監修。

NPO 法人 地域精神保健福祉機構（コンボ）
2007 年 2 月設立。精神障害のある人たちが主体的に生きていくことができる社会の仕組みづくりを目指し、地域で活動する各団体と連携して、科学的に根拠のあるサービスの普及を行っている。本人・家族のためのメンタルヘルスマガジン『こころの元気＋』を毎月発行。

編集協力
オフィス 201

カバーデザイン
小林はるひ
（スプリング・スプリング）

カバーイラスト
山本正明

本文デザイン
南雲デザイン

本文イラスト
市川興一
松本麻希

こころライブラリー イラスト版
うつ病《びょう》の人《ひと》の気持《きも》ちがわかる本《ほん》

2011 年 6 月 28 日　第 1 刷発行
2022 年 6 月 8 日　第 18 刷発行

監修	大野 裕（おおの・ゆたか） NPO法人 地域精神保健福祉機構（コンボ） （ちいきせいしんほけんふくしきこう）
発行者	鈴木 章一
発行所	株式会社 講談社 東京都文京区音羽 2-12-21 郵便番号　112-8001 電話番号　編集　03-5395-3560 販売　03-5395-4415 業務　03-5395-3615
印刷所	凸版印刷株式会社
製本所	株式会社若林製本工場

N.D.C.493　98p　21cm

ISBN978-4-06-278966-0

■参考文献

メンタルヘルスマガジン『こころの元気＋』
（地域精神保健福祉機構）

『「うつ」を治す』大野裕（PHP 新書）

『気分障害』大野裕ほか編（医学書院）

『こころが晴れるノート』大野裕（創元社）

『うつを生きる』朝日新聞医療グループ（朝日新聞社）

『私のうつノート』読売新聞生活情報部（中央公論新社）

「うつ・不安ネット」（ウェブ・モバイルとも http://cbtjp.net）
大野裕発案・監修

KODANSHA

本書で紹介した体験談は『こころの元気＋』から引用したものもあります。この場をかりてお礼申し上げます。